Kurt Vanselow

Die Pyschotherapie des Mantra-Yoga

Mit einem Anhang über Autogenes Training

Ludwig

Bibliografische Information der Deutschen Nationalbibliothek
Die Deutsche Nationalbibliothek verzeichnet diese Publikation in der Deutschen Nationalbibliografie; detaillierte bibliografische Daten sind im Internet über https://portal.dnb.de abrufbar.

Holtenauer Straße 141
24118 Kiel
Tel.: 0431-85464
Fax: 0431-8058305
info@verlag-ludwig.de
www.verlag-ludwig.de

Satz & Layout sowie Umschlaggestaltung unter Verwendung eines Bildes auf der Umschlagrückseite von Garik Barseghyan/Pixabay: Daniela Zietlow

Gedruckt auf säurefreiem und alterungsbeständigem Papier
Printed in Germany

ISBN 978-3-86935-492-7

INHALT

6 Meditationserlebnisse nach der Sāmkhya-Philosophie

1 DAS ZU BEHANDELNDE: DIE BEWUSSTSEINSSTUFEN

1.1 Beschreibung des Problems

Der Sinn des Lebens – wachsen, sich vermehren und kreativ sein – ist in der Urform der Seele genetisch angelegt. Doch die Seele wird täglich mit Stress, Erlebnissen und Informationen überflutet. Diese beeinflussen die Handlungsmöglichkeiten der Seele und erwecken die Illusion, dass dies unser Ich, unser Wille und unsere Persönlichkeit sei. Wenn dieser »Gehirnmüll« in Ruhephasen nicht verarbeitet, geordnet und defragmentiert wird – mit dem Ziel, durch einen »Reset« den ursprünglichen Zustand wiederherzustellen – führt dies zu Überlastung. Burnout-Symptome, Depressionen und andere Krankheiten können die Folge sein.

Eine gesunde Seele ist die Grundlage für einen gesunden Körper.

Der einfachste und wirkungsvollste Weg zu einer solchen inneren Balance wird in den Weisheiten des Yoga beschrieben, speziell im Mantra-Yoga:

Die Therapie besteht aus einer Methode (Yoga) und einem Werkzeug (Mantra). Durch beständiges Üben wird das Bewusstsein von Zwängen befreit, die nur grobes, eindimensionales Denken ermöglichen. Der Übende erlebt dadurch ein differenzierteres und subtileres Denken sowie Phänomene und Fähigkeiten, die anfangs zwar Hindernisse in der Meditation darstellen, jedoch außerhalb der Meditation als Werkzeuge wirken. Sie helfen dabei, das, was nicht zur eigenen inneren Essenz gehört, nach und nach abzubauen.

Dieser Umbauprozess im Gehirn lässt unwesentliche und belastende Elemente »verkümmern«. Was zuvor wie ein »Tiger im Tank« erschien – etwa Todesangst – schrumpft zu einer harmlosen Unstimmigkeit. Wichtig dabei ist, während dieses Schrumpfungsprozesses nicht bewusst daran zu denken, um den Fortschritt nicht zu behindern.

Regelmäßiges Yoga dient nicht nur der Therapie, sondern auch der Vorsorge. Es stärkt die Seele, um Stress besser zu bewältigen und eine innere Gelassenheit zu bewahren.

1.1.1 Einleitung

Die indische Philosophie gliedert sich in sechs Teile, die jeweils paarweise zusammengehören. So bilden die Yoga-Philosophie als Methode und die Samkhya-Philosophie mit der Beschreibung der Meditationserlebnisse ein Paar. Interessanterweise werden diese Meditationserlebnisse jedoch als Hindernisse auf dem Yoga-Pfad betrachtet, da sie von der eigentlichen Meditation ablenken oder diese sogar verhindern können – ähnlich wie Blumen am Wegesrand, die einen Bergsteiger von seinem Ziel ablenken könnten.

Während die Yoga-Philosophie im philosophischen Kontext detailliert und umfassend beschrieben wird, stehen im naturwissenschaftlichen Ansatz andere Fragestellungen im Vordergrund:

- Wie funktioniert Yoga?
- Welchen Nutzen hat es?

In der Medizin hingegen geht es vorrangig um die Diagnose und Therapie spezifischer Probleme. Dadurch ergeben sich je nach Fachgebiet unterschiedliche Schwerpunkte in der Betrachtung von Yoga.

Im Folgenden wird Yoga als naturwissenschaftlich-medizinisches Phänomen beleuchtet: eine Methode, die darauf abzielt, den Menschen in seiner optimalen Leistungsfähigkeit zu erhalten.

1.1.1.1 Geisteswissenschaften: Was überwunden werden soll: Negativliste

Yoga hilft, die inneren Hindernisse zu überwinden, die unser Denken und Handeln negativ beeinflussen. Dazu gehören Emotionen wie Neid und Missgunst, die den Geist trüben, sowie alles, was die ursprüngliche Essenz der Seele und ihre Handlungsmöglichkeiten einschränkt. Diese negativen Faktoren werden in der geisteswissenschaftlichen Betrachtung oft als der »Teufel in uns« beschrieben, den es zu besiegen gilt.

1.1.1.2 Naturwissenschaften: Was zu erreichen ist: Positivliste

Das grobe Denken wird durch subtileres und kreativeres Denken erweitert, was als »200% Denken« bezeichnet werden kann. Das Denken wird optimiert, indem es innerhalb der individuellen Intelligenzstruktur verfeinert und auf hochwertige Informationen gestützt wird. Ein körperlicher »Sparmodus« wird ermöglicht, der durch den Abbau innerer Zwänge erreicht wird.

1.1.1.3 Medizin: Diagnose der zu behandelnden Krankheit

Das Problem kann in einer unverarbeiteten Flut von Informationen bestehen, die das Gehirn überfordert und blockiert. Dies führt zu Stresssyndromen wie dem Burnout-Syndrom oder anderen stressbedingten Erkrankungen.

1.1.1.4 Die Therapie in allen drei Fällen

Die Lösung besteht aus einer Kombination von Methode (Yoga) und Werkzeug (Mantra). Das Ziel: die Informationsflut, die als Ursache des Problems erkannt wurde, zu ordnen, zu verarbeiten und letztlich zu defragmentieren, um einen Reset des Geistes und der Seele zu ermöglichen. Wie ist das möglich: durch Mantra-Yoga, eine Technik, die es erlaubt, die mentale Belastung zu reduzieren, blockierte Energie zu lösen und so die natürliche Balance wiederherzustellen.

Durch diesen Ansatz wird Yoga zu einem umfassenden Mittel, das nicht nur philosophische und spirituelle, sondern auch medizinische und naturwissenschaftliche Anforderungen erfüllt. Es fördert die Selbstheilungskräfte und stärkt sowohl die Seele als auch den Körper, um den Herausforderungen des modernen Lebens besser gewachsen zu sein.

1.1.2 Einführung

Die Diagnose lautet: Der Sinn des Lebens ist genetisch in der Urform der Seele angelegt. Diese Urform wird jedoch durch den »Gedächtnismüll« des Alltags zugedeckt, der vorgibt, unser Ich, unser Wille zu sein. Da Seele und Körper eng miteinander verknüpft sind, ist eine gesunde Seele eine Voraussetzung für einen gesunden Körper.

Mantren sind Hilfsmittel, Werkzeuge – vergleichbar mit Haushaltsgeräten wie Staubsaugern, Geschirrspülmaschinen und Waschmaschinen –, die helfen, den Gedächtnismüll zu verarbeiten. Je mehr unverarbeiteter Gedächtnismüll sich ansammelt, desto stärker wird die Urform der Seele verdeckt. Das Denken verengt sich auf das Notwendigste: die Bewältigung von Stress und Gefahren sowie die ständige Beschäftigung mit Träumen und Ängsten. Durch den Einsatz von Mantren kann dieser Müll schneller abgebaut werden, wodurch viel Zeit gespart wird und das von der Evolution angelegte optimale Denkvermögen wieder genutzt werden kann.

Gedankensplitter – Fragmente ungeordneter Gedanken – überdecken die Seele. Durch Entwirren und Defragmentieren werden diese Splitter sortiert und eingeordnet. Dadurch wird das Verdeckte freigelegt und beeinflusst unser Denken positiv.

Die Evolution hat vorgesehen, dass in Ruhephasen Gedankensplitter defragmentiert werden. Dieser Prozess benötigt jedoch Zeit. Es hat sich gezeigt, dass dieser Vorgang des Defragmentierens durch den Einsatz von Mantren erheblich beschleunigt wird.

Während man weiß, wie Maschinen im Haushalt arbeiten, bleibt unklar, wie genau das Defragmentieren im Gehirn abläuft oder warum Mantren diesen Prozess fördern. Die genauen Vorgänge im Gehirn sind nicht vollständig erforscht; man kann lediglich auf die Erlebnisse der Menschen zurückgreifen, die diese Methode nutzen.

Die Fähigkeit des Defragmentierens wurde von der Evolution entwickelt, weil das Gehirn andernfalls durch die kontinuierlich anwachsende Menge ungeordneten Gedankenmülls arbeitsunfähig würde. Ruhephasen – Zeiten des Rastens – sind daher ein essenzieller Bestandteil dieses Prozesses.

Zur Arbeitszeit gehört die Freizeit als Ruhephase für die notwendige Defragmentierung. Doch für viele Menschen bedeutet Freizeit heute keine wirkliche Erholung. Stattdessen wird sie mit Aktivitäten wie Fernsehen, Computerspielen oder der Nutzung von Smartphones gefüllt, was oft zu einer zusätzlichen mentalen Überlastung führt. Dies kann letztlich im »Burnout-Syndrom« enden.

Es wäre sinnvoller, einen Teil der Freizeit für Meditation zu nutzen, um den natürlichen Prozess der Defragmentierung zu fördern – denn genau dafür ist die Freizeit eigentlich gedacht.

Die moderne Pädagogik vertritt jedoch eine andere Ansicht: »*Wer rastet, der rostet.*« Doch diese Sichtweise ist längst überholt. Ruhephasen sind nicht nur notwendig, sondern unverzichtbar, um geistige und körperliche Gesundheit zu erhalten.

1.2 Diagnose und Beschreibung der Situation nach der indischen Philosophie

1.2.1 Die ureigene Form der Seele

Der Sinn des Lebens ist genetisch in der ureigenen Form der Seele angelegt. Dies ermöglicht optimales Denken und Handeln im Einklang mit der individuellen Intelligenzstruktur und der Qualität der verfügbaren Informationen. Im Sinne der Evolution werden dadurch Wachsen, Vermehren und Weiterentwickeln gefördert.

1.2.2 Die Seele wird zugemüllt

Um im täglichen Leben handeln zu können, benötigt die Seele Informationen aus Erfahrungen und Gelerntem. Diese Informationen häufen sich oft ungeordnet an und umhüllen die Seele als »Gedächtnismüll«. Obwohl dieser Müll nicht zur eigentlichen Urform der Seele gehört, tritt er als das Ich oder mein Wille auf. Manche Informationen gewinnen dabei eine übermäßige Dominanz, wie der Gedanke *»Du musst besser werden«*, der eine Quelle für Neid und Missgunst darstellt.

1.2.3 Seele und Körper als Einheit

Die Seele ist über das Gehirn eng mit dem Körper verbunden. Eine gesunde Seele ist daher die Grundvoraussetzung für einen gesunden Körper.

1.2.4 Reset bei Gefahr

In Gefahrensituationen besitzt das Gehirn die Fähigkeit zu einem »Reset«. Diese spontane Rückkehr zu einem ursprünglichen Zustand ermöglicht optimales Handeln in kritischen Momenten. Allerdings ist dieser Zustand künstlich und nur für kurze Zeit aufrechterhaltbar – in der Regel maximal ein bis zwei Tage. Dieser Reset betrifft nicht nur das Gehirn, sondern den gesamten Körper.

1.2.5 Die Bewusstseinsstufen

Ausgehend vom täglichen Stressbewusstsein beschreibt die Yoga-Philosophie sieben weitere Bewusstseinsstufen, die fließend ineinander übergehen. Im Folgenden werden die beiden untersten Stufen näher erläutert: das Seligkeitsbewusstsein und das Heiligkeitsbewusstsein.

1.2.6 Stressbewusstsein

Das tägliche Leben ist stark auf grobes Denken ausgerichtet, da es einfach ist und sich an der Denkstruktur der allgemeinen Bevölkerungsmasse orientiert. Dieses grobe Denken dominiert den Alltag und begrenzt das individuelle Potenzial.

1.3 Seligkeitsbewusstsein bei Spontanversenkung

Der Fortschritt bei Yoga-Übungen erfolgt oft nur in sehr kleinen Schritten und ist daher schwer zu beschreiben. Deutlich spürbar wird der Erfolg jedoch in einer Spontanversenkung, die auch ohne Yoga-Erfahrung erlebt werden kann. Während Yoga-Übungen nach etwa 1½ Jahren zur Erfahrung des Seligkeitsbewusstseins führen können, tritt diese Erfahrung bei einer Spontanversenkung innerhalb von etwa einer Minute ein. Das Seligkeitsbewusstsein kann jedoch auch ohne Yoga-Übungen erreicht werden, indem man sich täglich ausreichend Zeit nimmt, um das Gedächtnis zu »aufräumen«.

1.3.1 Voraussetzungen

Für das Erleben einer Spontanversenkung müssen folgende Bedingungen erfüllt sein: Reizverarmung, kein Stress und keine Ablenkung. Der Fokus liegt auf innerer Versenkung. Zeitpunkt, Tiefe und Art der Spontanversenkung können dabei nicht bewusst beeinflusst werden. Im Folgenden werden persönliche Erlebnisse beschrieben.

1.3.2 Geräusche, Farben, Gerüche

Geräusche zerfallen in einzelne Stimmen, die klar zugeordnet werden können. Farben wirken deutlich differenzierter und erscheinen viel kräftiger. Auch Gerüche lassen sich plötzlich präzise wahrnehmen und zuordnen.

1.3.3 Glückspilz

Man fühlt sich wie Hans im Glück oder ein wahrer Glückspilz. Vernichtende Bemerkungen berühren einen nicht, und das neurotische Verhalten anderer prallt wirkungslos ab. Diese Reaktion irritiert das Gegenüber oft, führt aber dazu, dass es nachlässt. Gleichzeitig wird man kreativer und flexibler im Denken.

1.3.4 Kopfrechnen

In einer Physikstunde konnte ich während einer Zwischenfrage eine komplexe physikalische Berechnung im Kopf durchführen und die Lösung ungefragt präsentieren.

1.3.5 Tadel und Lob

Im Zustand des Seligkeitsbewusstseins neigt man dazu, zu loben, während im Stressbewusstsein oft getadelt wird.

1.3.6 Abklingen der Spontanversenkung

Bereits am zweiten Tag nach der Spontanversenkung lassen die besonderen Fähigkeiten spürbar nach, und am dritten Tag kehrt man vollständig in den ursprünglichen Zustand vor der Spontanversenkung zurück.

1.3.7 Umschalten im Gehirn

Im Seligkeitsbewusstsein liegt die Veränderung nicht in den Sinnesorganen selbst, sondern in der Verarbeitung der Signale im Gehirn. Diese Verarbeitung wird feinstrukturierter und subtiler als beim groben Denken im Stressbewusstsein. Dies betrifft sowohl die Wahrnehmung als auch das mitmenschliche Leben, die berufliche Arbeit und den Alltag.

1.3.8 Dauer: eine Minute vs. eineinhalb Jahre

Der Übergang vom Stressbewusstsein zum Seligkeitsbewusstsein erfordert bei Yoga-Übungen etwa eineinhalb Jahre. In einer Spontanversenkung tritt dieser Zustand hingegen innerhalb einer Minute ein. Der Unterschied zwischen den beiden Zuständen wird in der Spontanversenkung besonders deutlich erlebt.

1.4 Das Leben im Zustand des Seligkeitsbewusstseins

1.4.1 Grobes und feinstrukturiertes Denken

Im Seligkeitsbewusstsein erweitert sich das grobe Denken des Stressbewusstseins um feinstrukturiertes, subtiles Denken, wodurch die Denkfähigkeit um 200 % gesteigert wird. Kreatives und einfallsreiches Denken sind zentrale Elemente des feinstrukturierten Denkens. Diese Denkweise kann jedoch zu Problemen führen, wenn ein feinstrukturiert denkender Vorgesetzter auf grob denkende Mitarbeitende trifft, da Letzteren die subtilen Überlegungen oft unverständlich bleiben.

1.4.2 Glückspilz und das halbvolle Glas

Der feinstrukturierte Denkende hat die Fähigkeit, Dinge zu erkennen, die einem grob Denkenden verborgen bleiben. Dies wird oft als Glück empfunden. Für ihn ist das Glas »halbvoll« und birgt viele Möglichkeiten.

Ein Beispiel: Aufgrund von Altersschwäche wurden die Buchstaben auf einem Bildschirm für mich immer schwerer lesbar. Während einer Taxifahrt bemerkte ich jedoch, dass die Ziffern der LED-Anzeige auf dem Armaturenbrett klar und deutlich zu sehen waren. Daraufhin ließ ich die Bildschirmfarben auf Weiß-auf-Schwarz umstellen und konnte wieder problemlos arbeiten. Dieses Beispiel zeigt, wie das Seligkeitsbewusstsein Möglichkeiten offenbart, die einem grob Denkenden im Stressbewusstsein verborgen bleiben, da diese durch unverarbeiteten »Gedächtnismüll« überdeckt werden.

1.4.3 Unwichtiges berührt einen nicht

Unfreundlichkeiten und neurotisches Verhalten anderer berühren einen nicht. Man bleibt freundlich und reagiert nicht darauf, wodurch diese Verhaltensweisen ins Leere laufen und abgebaut werden.
Im Seligkeitsbewusstsein ist man frei von Emotionen, die das Handeln dominieren könnten. Freude und Trauer werden zwar empfunden, beeinflussen jedoch nicht das eigene Tun. Diese innere Ruhe ermöglicht ein Handeln ohne Rachegefühle – ein Prinzip, das auch im

Grundgesetz verankert ist. Dieses »Tun im Nichttun« bedeutet, in innerer Ruhe zu handeln.

1.4.4 Fähigkeiten im Traum

Träume verändern sich: Man ist ihnen nicht mehr hilflos ausgeliefert, sondern kann aktiv in ihnen handeln, z. B. federleicht werden, um Gefahren zu entkommen.

1.4.5 Engel, Trolle, Schlossgespenster

Eine blaue Fläche mit aufsaugender Kraft nähert sich, vereint sich mit der Seele als feinstofflicher Körper und verlässt den warm empfundenen physischen Körper. Dieses Erlebnis erzeugt ein Gefühl subjektiver Gewissheit und stärkt den festen Glauben an die Unsterblichkeit.

1.4.6 Immunsystem

Im Seligkeitsbewusstsein lösen sich Verkrampfungen, was das Immunsystem positiv aktiviert. Viele Patienten erholen sich schneller, und als optimistisch eingestellte Menschen steigert sich zudem ihre Arbeitsfähigkeit.

1.4.7 Glückseligkeit

Im Seligkeitsbewusstsein herrscht eine Grundstimmung der Glückseligkeit, die keinen Anfang und kein Ende kennt. Im Stressbewusstsein hingegen wird dieses Gefühl durch unverarbeiteten Gedächtnismüll überdeckt.

1.4.8 Genetische Veranlagung

Die beschriebenen Fähigkeiten sind genetisch angelegt und haben sich als überlebenswichtig in der Evolution bewährt. Ähnlich wie Begabungen sind diese Fähigkeiten unterschiedlich stark ausgeprägt. Je relevanter sie für das Überleben sind, desto verbreiteter sind sie. Ihre Entwicklung erfordert jedoch einen Umbau im Gehirn: Stammzellen müssen aktiviert werden, um neue Nervenzellen zu bilden, die etwa 1 mm pro Tag wachsen. Daher dauert es so lange, bis Meditationserfolge spürbar werden.

1.5 Heiligkeitsbewusstsein

1.5.1 Spontanversenkung

Hierfür möchte ich ein persönliches Versenkungserlebnis während der Meditation beschreiben: Ein einzelner Gedanke löste sich in seine Bestandteile, seine Atome auf, die dann für sich getrennt um sich selbst kreisten und sich auflösten. Dann empfand ich reines Fühlen ohne jegliches Denken. Es war himmlisch. Ich fühlte mich im Himmelreich, im Jenseits und das in einer Intensität, die überwältigend war. Ich hatte das Gefühl, die Tageserlebnisse und die materielle Welt war gestorben und ich war im Himmelreich, dort wo ich mich, wenn ich physikalisch gestorben sein würde, befände. Es war unendliche Freude. Aber ganz, ganz schwach hatte ich das Gefühl an meine Frau, ganz, ganz schwach und dann ein unscharfes Gefühl, noch Aufgaben und Verpflichtungen zu haben, die immer schwächer wurden. Nein, ich wollte noch nicht tot sein und – plumps war ich wieder im Diesseits.

1.5.2 Irritation durch unbekannte Meditationserlebnisse

Meditierende sollten mögliche Meditationserlebnisse kennen, um nicht von unerwarteten Erfahrungen irritiert zu werden. Die verwendeten Mantren sind so gestaltet, dass der Meditierende innerhalb der Meditationsdauer sicher in den Wachzustand zurückkehrt.

1.5.3 Himmlische Freude

Eine unendliche, himmlische Freude wird zur Grundstimmung – ohne Anfang und ohne Ende.

1.5.4 Heiligenschein

Im Zustand des Heiligkeitsbewusstseins kann man bei anderen, die sich ebenfalls in diesem Zustand befinden, einen Heiligenschein wahrnehmen. Dieser ist jedoch nur eine Illusion, die sich nicht fotografisch festhalten lässt. Gleiches gilt für die Wahrnehmung von Engeln.

1.5.5 Träume

Träume verwandeln sich: Statt passiv erlebter Szenarien handelt man aktiv in ihnen. Diese feinstofflichen Erfahrungen werden als Engel oder andere transzendente Wesen interpretiert.

1.5.6 Yoga-Schlaf

Im sogenannten Yoga-Schlaf befindet man sich in einem Zustand himmlischer Ruhe, ist jedoch wach und frei von Träumen. Man nimmt die Umgebung wahr, bleibt aber von Unwichtigem unberührt, als ob es nicht existierte.

1.5.7 Begrenztes optimales Denken

Im Heiligkeitsbewusstsein ist optimales Denken möglich, jedoch begrenzt durch die individuelle Intelligenzstruktur und die Qualität der verfügbaren Informationen.

1.5.8 Sparmodus

Der Körper schaltet in einen Sparmodus mit minimalem Sauerstoffverbrauch, reduziertem Kalorienbedarf und stark verflachter Atmung.

1.5.9 Ruhe wie ein Löwe

Löwen oder Tiger, die in völliger Ruhe liegen und dennoch hellwach wirken, scheinen sich in einem Zustand des Heiligkeitsbewusstseins zu befinden. Sie sind entspannt und sparsam im Energieverbrauch, aber jederzeit bereit zu handeln.

1.5.10 Geist »einspitzig« machen

Um die Aufgaben des Alltags zu bewältigen, wird der Geist »einspitzig« gemacht: Das reine Sein (Nichtdenken) wird mit logischem Denken verknüpft. Dieser Zustand erlaubt es, in völliger Ruhe zu denken und zu handeln – ein Konzept des »Tun im Nichttun«.

1.5.11 Handeln ohne Kontakt

Denken und Handeln erfolgen ohne emotionale Anhaftung und somit frei von inneren Konflikten. Man handelt in völliger Ruhe, ohne von äußeren Umständen beeinflusst zu werden.

1.5.12 Ernährungsgewohnheiten

Zwar ist der Bedarf an Nahrung reduziert, jedoch besteht keine absolute Notwendigkeit, vegetarisch zu leben.

1.5.13 Intensivere Meditationserlebnisse

Meditationserlebnisse im Heiligkeitsbewusstsein sind weit intensiver als Alltagserfahrungen, da sie nicht durch Sinnesorgane begrenzt werden.

1.5.14 Verborgene Fähigkeiten

Die im Seligkeits- und Heiligkeitsbewusstsein beschriebenen Fähigkeiten sind auch im Stressbewusstsein vorhanden, jedoch durch unverarbeiteten Gedächtnismüll überlagert und damit nicht zugänglich – als wären sie nicht vorhanden.

1.5.15 Gehirnumbau

Fortschritte in der Meditation sind nur durch strukturelle Veränderungen im Gehirn möglich. Dies erfordert die Aktivierung von Stammzellen, die neue Nervenzellen bilden. Diese wachsen mit einer Geschwindigkeit von etwa 1 mm pro Tag, weshalb der Prozess lange dauert.

1.5.16 Was bedeutet seelische Gesundheit?

Eine gesunde Seele ist die Grundvoraussetzung für einen gesunden Körper. Sie ermöglicht ein Leben in innerer Balance und optimales Denken sowie Handeln.

1.6 Weitergehende Erläuterungen wichtiger Themen

1.6.1 Grobes und subtiles Denken

Wie kann man einem grob denkenden Menschen erklären, dass subtile Gedanken etwas anderes bedeuten? Es ist vergleichbar damit, einem rot-grün-blinden Menschen zu erklären, was ein rot-grün-sehender Mensch sieht. Das führt zur Frage: Wie denkt der Mensch? In den Geisteswissenschaften lernt man zu denken. Doch dabei geht es nur darum, zu lernen, wie man die Sprache mit all ihren Feinheiten und der »Akrobatik« der Sprache verwendet – also die Sprache als Handwerk, um zu denken. Grundlage dieses Denkens ist die Intelligenzstruktur. Lücken in dieser Struktur können nicht verstanden oder erlernt werden.

Ganz anders verhält es sich jedoch mit dem subtilen Denken, ebenso wie mit anderen Fähigkeiten wie ewiger Glückseligkeit und himmlischer Freude. Diese sind immer vorhanden, aber nicht erlebbar, da sie von unverarbeitetem Gedächtnismüll zugedeckt sind. Warum sind sie zugedeckt? In der Meditation kann man erleben, wie sich Gedanken in ihre Einzelbestandteile auflösen, die dann als Gedankenwirbel verschwinden und so die von ihnen zugedeckte himmlische Freude freigeben. Grobes Denken unterdrückt subtile Gedanken. Ein mit Gedächtnismüll vollgestopftes Gehirn kann nur noch grob denken.

Auch wenn diese Fähigkeiten bei jedem grob denkenden Menschen zugedeckt sind, hat jeder – selbst der geistig Schwächste – sie in unterschiedlicher Stärke. Wenn man zum ersten Mal subtile Gedanken erlebt, erkennt man sie oft nicht sofort. Man muss die Möglichkeiten, die sich dadurch eröffnen, erst entdecken und lernen, sie zu nutzen – man muss lernen, sie in »Betrieb« zu nehmen. Die »anderen«, die weiterhin »grob« denken, wundern sich über das Verhalten und sehen den Vorteil nicht. Doch der Erfolg des subtilen Denkens spricht für sich. Derjenige wird als Glückspilz angesehen, der aus der Sicht des grob Denkenden unverdientes Glück hat. Und wer unverdientes Glück hat, muss – aus der Sicht der »Grobdenkenden«, die vom Pech verfolgt werden – etwas abgeben, der »Gerechtigkeit« wegen.

Zwei Beispiele für subtiles Denken

Bei Ausschreibungen glaubt der grob Denkende, er dürfe nur das billigste Angebot annehmen. Für den subtil Denkenden jedoch ist das nicht zwingend der Fall. Er kann auch ein teureres Angebot auswählen, muss dies aber begründen.

Ein weiteres Beispiel: Für denjenigen, bei dem die Druckerschwärze immer blasser wird, kann es hilfreich sein, auf weiße Schrift auf schwarzem Hintergrund umzuschalten. Durch das günstige Verhältnis von hellem LED-Licht zum schwarzen Hintergrund wird der Text besser lesbar. Diese Idee kommt einem subtil Denkenden.

Der Meditierende hat Einfluss nur auf die Tat – auf die Qualität der Yoga-Übung, die er ausführt, als Voraussetzung für den Meditationserfolg. Er hat jedoch keinen Einfluss auf den Erfolg, auf die Früchte der Meditation, wie zum Beispiel das subtile Denken. Der Erfolg stellt sich erst ein, wenn auch andere Voraussetzungen, wie der notwendige Umbau im Gehirn, erfüllt sind.

1.6.2 Was ist gesund?

Eine gesunde Seele ist die Voraussetzung für einen gesunden Körper. Doch was ist eine gesunde Seele? Nach der Vorstellung der indischen Philosophie ist der Sinn des Lebens in der Seele genetisch in ihrer ureigenen Form angelegt. Nur dann ist optimales Denken und Handeln im Rahmen der Intelligenzstruktur und der Güte der Informationen im Sinne der Evolution möglich: Wachsen, Vermehren und Weiterentwickeln.

Die ureigene Form der Seele, die Urform der Gesundheit, wird durch die täglichen Erlebnisse überlagert. Diese Erlebnisse manifestieren sich als unruhige Bewegungen in Form des ständigen »Denken-Müssens«, die von Natur aus nicht zur Seele gehören. Sie verdecken die Seele und lassen mich glauben, es sei mein Ich, mein Wille. Eine von unruhigen Bewegungen zugedeckte Seele ist nicht gesund. Diese unruhigen Bewegungen können am effektivsten durch Yoga-Übungen zur Ruhe gebracht werden.

Das tägliche Leben ist auf grobes Denken ausgerichtet, da es einfacher ist und die Denkstruktur der allgemeinen Bevölkerung als Grundlage hat. Durch tägliche Yoga-Übungen werden die unruhigen Bewegungen allmählich zur Ruhe gebracht. Dadurch verändert sich das Stressbewusstsein und nähert sich mit einem fließenden Übergang in sieben Stufen der ureigenen Form der Seele. Die Gesundung der Seele verläuft ausgehend vom Stressbewusstsein in sieben Bewusstseinsstufen.

Die Seele ist über das Gehirn eng mit dem Körper verbunden. Daher ist eine gesunde Seele die Voraussetzung für einen gesunden Körper. Mit »Gesundheit des Körpers« ist hier die Funktionsfähigkeit des Körpers in Bezug auf seine Abwehrkraft gegen Krankheiten, wie Bakterien, Viren usw. gemeint. Ein funktionstüchtiger, gesunder Körper wird weniger krank und heilt schneller.

1.6.3 Bedeutung der Meditationserlebnisse

Die Erlebnisse und Fähigkeiten werden in der Meditation in einer Intensität und Deutlichkeit erlebt, für die das tägliche Erleben blass erscheint. Das liegt an den physikalischen Grenzen der Sinne, während die Erlebnisse unabhängig von den Sinnesorganen im Gehirn nur in deren Zentren entstehen.

Zum Schutz vor Schaden werden die Sinneseindrücke bei Erreichen der physikalischen Grenze als unangenehm oder schmerzhaft empfunden. Dies entfällt jedoch in den Zentren der Sinnesorgane im Gehirn. Dort ist die Leistungsfähigkeit höher. Die Grenze ist funktionsbedingt.

Dieser physikalische Sachverhalt ist den meisten Menschen unbekannt, weshalb sie glauben, eine andere Welt zu erleben. Da die Grundausstattung genetisch angelegt ist und der Speicherplatz dort sehr begrenzt ist, sind die Erlebnisse sehr einfach und klar strukturiert und werden daher als sehr deutlich empfunden.

Da diese Erlebnisse genetisch angelegt sind, werden sie nicht als fremd empfunden, sondern vertraut und damit wohltuend erlebt. Sie vermitteln ein euphorisches Gefühl. Man möchte die ganze Welt daran teilhaben lassen – eine angenehme Illusion. Dagegen wird die materielle, tägliche Realität als kalt und fremd empfunden.

Dieser Unterschied gibt einem das Gefühl der subjektiven Gewissheit, dass das in der Meditation erlebte endgültig und vollständig ist und jedes weitere Forschen nichts Neues bringen kann. Dieses Wissen ist genetisch angelegt, und seine Anwendung muss bei der Geburt nur noch erlernt werden. Das gilt auch für Tiere, wie man bei Nestflüchtern beobachten kann.

Die moderne Naturwissenschaft hinterfragt alles: Wie funktioniert das? Warum ist das so? Was ist das, was ich wahrnehme? Um diese Fragen zu klären, mussten erst die Voraussetzungen erfunden werden. Mit diesem, der modernen Naturwissenschaft erarbeiteten Wissen, wird das in der Meditation erlebte genetisch angelegte Wissen in dieser Veröffentlichung beschrieben.

1.6.4 Seligkeitsbewusstsein und Heiligkeitsbewusstsein

Das Seligkeitsbewusstsein und das Heiligkeitsbewusstsein sind Erlebnisse, die man auch unabhängig vom Yoga haben kann, da sie genetisch angelegt sind. Das eben Beschriebene kann man auch mit Mantra-Yoga-Übungen erreichen. Die Yoga-Übung räumt im ZNS auf, indem sie fragmentiert, sortiert und ausscheidet. Dadurch wird die vom Gedankenmüll zugedeckte Seligkeitsgrundstimmung und bei weiterer Meditationserfahrung die immerwährende himmlische Freude freigesetzt. Ebenso wird nach und nach das feinstrukturierte Denken befreit.

Über neurosekretorische Zellen und Nerven, die Hormone ausschütten, ist das ZNS mit dem Hormonsystem verbunden. So hängt alles miteinander zusammen, dass auch das Immunsystem einen Reset durchmacht und vieles andere mehr, sodass der gesamte Körper einen Reset durchführt und damit eine Grundlage für Heilungsprozesse geschaffen wird. Durch die bei zunehmender Meditationserfahrung erworbenen Fähigkeiten, wie das Gefühl von Federleichtsein, kann man nun in Träumen aktiv eingreifen, diese zum Positiven wenden und so das Erlernte ins tägliche Leben übernehmen. Dadurch wird neurotisches Verhalten abgebaut.

1.6.5 Die sieben Bewusstseinstufen

Die Philosophie in Indien besteht aus sechs Teilen, von denen immer zwei zusammengehören: die Yoga-Philosophie, die die Yoga-Übungen als Methode beschreibt, und die Samkhya-Philosophie, die durch das Aufzählen der Meditationserlebnisse mit Zahlen arbeitet. Die Philosophie ist das Werk des menschlichen Geistes, daher gehört sie zur Geisteswissenschaft.

In den letzten Jahrhunderten hat man in Europa zunehmend die Natur erforscht, unabhängig vom menschlichen Geist, durch die Erweiterung der Sinnesorgane mittels Prothesen wie Mikroskopen, Fernrohren oder auch Röntgenstrahlen, Ultraschall usw., sodass Vorgänge in der Natur entdeckt werden konnten, die dem menschlichen Geist nicht erfassbar und vorstellbar sind, wie zum Beispiel die Quantenphysik.

So stehen sich mit der indischen Yoga-Philosophie und der modernen westlichen Medizin zwei unvereinbare Welten gegenüber. Ich als Autor dieser Ausarbeitung unternehme den Versuch, den medizinischen Teil der indischen Yoga-Philosophie in die moderne westliche Denkweise der Medizin umzuschreiben und zu übertragen, um ihn der westlichen Welt zugänglich zu machen.

Hinzu kommt der sehr große Unterschied beider Kulturen, der sich in den Schwerpunkten, die ihnen wichtig sind, bemerkbar macht. Naturwissenschaftler denken eher in Bildern und Geisteswissenschaftler in Sprache, wobei die, die in Bildern denken, mehr berichten können als die, die in Sprache denken, denn ein Bild sagt mehr als tausend Worte.

Indologen bearbeiten die Texte oft als Geisteswissenschaftler, ohne eigene Meditationserfahrung, denn eigene Meditationserfahrung könnte befangen machen. Das macht es so schwierig, den medizinischen Teil der Yoga-Philosophie herauszuarbeiten und in westliches medizinisches Denken zu übertragen.

Dies dient als Vorwort zum Verständnis der sieben Bewusstseinsstufen.

Die sieben Bewusstseinsstufen werden in kürzester Form wie folgt beschrieben:

1.6.5.1 Der Originaltext

7. Bewusstseinsstufe: kaivalyam: Für sich sein, »Bloßheit«
   – Zurückströmen der guṇa (Weltstoffenergien) in pradhāna, den Urgrund des Seins
6. Bewusstseinsstufe: adhyātma-prasada: völlige Beruhigung des innersten Seelengrundes
5. Bewusstseinsstufe: prafñā (-aloka): das ruhige Anschauen von Erkenntnis; es strahlt reine Erkenntnis auf
   – buddhi hat ihren Zweck erfüllt
4. Bewusstseinsstufe: puruṣa-viveka-khyati: Schau des »Unterschieds« zwischen dem Menschen an sich und den guṇa, von denen sattva immer noch mit puruṣa in eins gesehen wurde. Klare Trennung von citta und puruṣa in der Tiefenschau

– Die Beseitigung ist durch samādhi klar zum Bewusstsein gebracht

3. Bewusstseinsstufe: puruṣa-manojavita: strömende Weitung des Bewusstseins

2. Bewusstseinsstufe: puruṣa-pratibhā: Entgegenstrahlung
   – Die Ursachen des zu Beseitigenden sind vernichtet, es braucht keine neue Vernichtung mehr.

1. Bewusstseinsstufe: purusa-jñāna: Erkenntnis vom Menschen an sich
   – Das Beseitigende ist völlig erkannt, es ist nicht nötig, es aufs Neue zu erkennen.

1.6.5.2 Erläuterungen zum Originaltext

In der ersten Stufe geht es darum, etwas zu erkennen, das nicht zu mir gehört, und es zu beseitigen. Dann kommt die Erkenntnis des Menschen an sich.

In der zweiten Stufe muss die Ursache des zu Beseitigenden erkannt werden, und daraufhin strahlt das himmlische goldgelbe Sonnenlicht entgegen.

In der ersten Stufe bedeutet der Zwang, immer denken zu müssen: Man registriert alle wichtigen und unwichtigen Informationen, die dann als Gedächtnisschrott defragmentiert werden müssen.

In der zweiten Stufe ist der Zwang, immer denken zu müssen, aufgehoben. Im Gedächtnis herrscht innere Ruhe. Durch eine Vorauswahl, eine Vorselektion, wird im Gehirn nur noch Wichtiges registriert. Alle anderen Sinneseindrücke werden nicht wahrgenommen und somit nicht registriert. Der Körper befindet sich auf Sparmodus.

Das lässt sich mit dem Beispiel des Löwen vergleichen, der vor sich hindöst. Für lebenswichtige Sinneseindrücke ist er hellwach, alles andere nimmt er nicht wahr. Was er nicht wahrnimmt und damit nicht registriert, muss nicht defragmentiert werden und kann somit auch nichts zudecken. Dadurch wird das vorher zugedeckte Wissen wieder freigegeben.

Ich bin leider nur bis zur zweiten Bewusstseinsstufe gekommen, da ich aus privaten Gründen meine Meditation stark reduzieren musste. Aber was ich in diesen beiden Bewusstseinstufen erfahren habe, habe ich versucht, in dieser Ausarbeitung zu beschreiben.

1.6.5.3 Ergänzung

Als Westeuropäer würde ich zu den sieben Bewusstseinsstufen noch eine Stufe hinzufügen, die den normalen Meditationsanfänger beschreibt, der mit Stressbewusstsein konfrontiert ist:

0. Bewusstseinsstufe: Stressbewusstsein: Der unsortierte Gedächtnisinhalt umhüllt und deckt damit die Seele zu und täuscht vor, es sei mein Ich, mein Wille und meine Persönlichkeit. Das Handeln ist stark eingeengt: grobes Denken, zwanghafte Träume, Neid usw.

2 THERAPIE. WAS IST YOGA?

2.1 Die Yoga-Merksprüche

Es gibt mehrere Möglichkeiten, die die Seele zudeckende Informationsflut, die vorgibt, mein Ich, mein Wille zu sein, zu sortieren und einzuordnen, also zu defragmentieren – durch Ruhephasen, Rasten usw., um sie zu verarbeiten. Der einfachste und weitestgehende Weg wird in den Yogamerksprüchen beschrieben:

»Yoga ist das Zur-Ruhebringen der Bewegungen der inneren Welt. Dann tritt der Seher (der Puruṣa) in seiner selbsteigenen Wesensform hervor. Sonst ist er in einem Zustand, der den Bewegungen (der seelischen Welt) konform ist.«

Maharishi Mahesh Yogi sagt: »Religion ist eine Lehre – Transzendentale Meditation ist eine Methode, die unter anderem auch von Maharishi Mahesh Yogi unterrichtet wird und mit jeder Religion in Verbindung treten kann.«

Die Texte über Yoga sind von Brahmanen für Brahmanen geschrieben, deren innere Welt zur Ruhe gekommen ist und die auf dem Gebiet des Yoga Vorkenntnisse haben, die den Europäern nicht bekannt sind. Diese Ausarbeitung ist ein Versuch, diese Texte in europäischer Denkweise und mit europäischen Kenntnissen zu übertragen. Bei den Brahmanen ist der Ausgangspunkt die zur Ruhe gebrachte innere Welt. Bei den Europäern wird die bei einem Großteil der Bevölkerung unruhige Bewegung der inneren Welt als normal empfunden.

2.1.1 Was sind »unruhige Bewegungen«?

Der Psychotherapeut C.G. Jung vergleicht die unruhigen Bewegungen mit einem Mantel, der das Bewusstsein umhüllt und als Bewusstsein handelt. Der Betroffene handelt so, als ob der Mantel sein Ich und damit sein Bewusstsein sei.

Der Brahmane geht bei den unruhigen Bewegungen der inneren Welt von dem Erlebnis eines klaren Sees aus, dessen Oberfläche bei ruhigem Wetter unruhig und voller Wellen ist, die den Seegrund – das Bewusstsein – unsichtbar machen.

Im folgenden Text wird versucht, Fachworte, die nur der Fachmann kennt, wie zum Beispiel Anankast für Zwangsneurotiker oder die im Yoga üblichen Sanskrit-Worte, wie zum Beispiel Ananda für Glückseligkeitserlebnis, zu vermeiden. Stattdessen werden allgemein übliche Begriffe verwendet.

Erlebnisse als Ursache für »unruhige Bewegungen«
Erlebnisse, vor allem negativer Art, können ›vergessen‹ werden, die Erlebnisspuren bleiben jedoch zurück und können nun zu seelischen Fehlhaltungen und Störungen führen. In der Tiefenpsychologie ist für einen solchen seelischen Inhalt, der nicht bewusst ist, aber dennoch eine oft verhängnisvolle psychodynamische Wirksamkeit zeigt, der Begriff ›Komplex‹ üblich.

Die Psychoanalyse hat in diesem Zusammenhang die Bedeutung von Milieueinflüssen und seelischen Erschütterungen während der ersten 6 Lebensjahre besonders hervorgehoben. Aber auch später noch können Erlebnisse, an die man sich ungern erinnert, ›verschwinden‹, das heißt, verdrängt werden. Das bedeutet nicht, dass das gespeicherte Erlebnis schneller im Zentralnervensystem gelöscht wird, sondern es besagt nur, dass dieses gespeicherte Erlebnis schwerer oder gar nicht vom Bewusstsein abgefragt werden kann.

›Das habe ich getan‹, sagt mein Gedächtnis. ›Das kann ich nicht getan haben‹, sagt mein Stolz und bleibt unerbittlich. Endlich gibt das Gedächtnis nach.‹ (Nietzsche)

Diesem ›Gedächtnisoptimismus‹ ist es zu verdanken, dass wir nicht alle Erlebnisse mit dem affektiven Gewicht des aktuellen Geschehens ein Leben lang tragen müssen. Es gibt auch eine heilsame Verdrängung. Wird der Konflikt zwischen unbewussten Tendenzen und verdrängenden Kräften nicht harmonisch gelöst oder zumindest kompensiert, dann spricht man von einer Neurose.

Das Einkapseln von unangenehmen Erlebnissen geht fast ausnahmslos auf Konflikte zwischen dem triebhaften Anspruch des ›Es‹ und der im Zuge des Sozialisierungsprozesses ausgebildeten Gewissensinstanz (des ›Über-Ichs‹) zurück. F. Alexander formulierte den neurotischen Kompromiss so: ›Das Über-Ich straft, statt zu verbieten. Das Ich leidet, statt zu verzichten.‹ (zit. nach Hofstätter, 1957). Es resultiert daraus ein Zustand der Unentschiedenheit, ein pathogener Schwebezustand.

Das Kind ist schon früh Einflüssen ausgesetzt, die es nicht verarbeitet und die daher zur Einkapselung von Erlebnissen führen (Spitz, 1957; Schottlaender, 1966). Vor allem sind es gestörte Mutter-Kind-Beziehungen, die bereits im 1. Lebensjahr zu einer neurotischen Verbiegung der Persönlichkeitsentwicklung führen können. Das Kind reagiert in der prälogischen, averbalen Phase mit geradezu seismographischer Empfindlichkeit auf Fehlhaltungen der Mutter, insbesondere auf unbewusste Haßeinstellungen, mögen sie auch überdeckt sein durch eine »reaktive Liebe«.

Obwohl der Inhalt der verdrängten Erlebnisse dem Bewusstsein nicht zugänglich ist, strahlt er doch auf die anderen psychischen Bereiche aus und beeinflusst so das Fühlen, Denken, Wollen und Handeln des Menschen im täglichen Leben.

Der Autofahrer reagiert nach einem Unfall anders auf den Verkehr als vorher, obwohl er es sich selbst unter Umständen gar nicht eingestehen will. Der Lehrer und Erzieher behandelt die ihm anvertrauten Kinder nicht frei von Beeinflussung durch eigene unverarbeitete Erlebnisse, von denen er subjektiv nichts weiß. Die Kinder mögen sich deshalb unverstanden fühlen, und die Eltern können ihnen nicht helfen. Auf diese Weise können beim Kind Komplexe entstehen.

Durch solche unverarbeiteten Erlebnisse werden intrapsychisch Energien gebunden, die nun nicht mehr frei verfügbar sind. Eine daraus resultierende ›Intelligenzhemmung‹, die scharf zu unterscheiden ist von einem Intelligenzmangel, wird oft nicht erkannt.

Durch die Ausbildung in Schule und Universität wird unser schöpferisches Denken keineswegs optimal entwickelt. L. S. Kubie (1966) sagt: ›Es ist meine traurige Überzeugung, dass viel von dem Wissen, das man gewöhnlich als wesentliches Kennzeichen des Gebildeten betrachtet, weder für die Kreativität noch für die geistige Reifung eine zwingende Bedeutung hat, dass im Gegenteil viele Einzelheiten des Bildungsprozesses aktiv darauf ausgerichtet sind, beides zu verhindern.‹« (Vanselow, 1968)

2.1.1.1 Neurosenvorhang

Neurosenvorhang bezeichnet schwere neurotische Verspannungen, die auch zu Muskelzuckungen führen können. Um diese Verspannungen im Gesicht zu verdecken, tragen manche Menschen einen Bart, den sogenannten »Neurosenvorhang«. I. H. Schultz beschreibt in seinem Buch »Das autogene Training« Messungen an den Wadenmuskeln, die je nachdem, was die Versuchsperson dachte, unterschiedliche Spannungsimpulse anzeigten. Nach einiger Übung konnte man so feststellen, was die Versuchsperson dachte. Diese Messungen wurden um 1930 veröffentlicht.

Trotz äußerlich ruhigem Körper verursachen die unruhigen Bewegungen der inneren Welt Muskeltätigkeit, die eine höhere Atemtätigkeit und einen höheren Kalorienbedarf zur Folge hat. Bei schweren Neurotikern kann der Sauerstoffbedarf und Kalorienverbrauch so hoch sein wie bei einem Holzfäller. Die Ursache für diese intensiven Bewegungen der inneren Welt kann Angst, ein Gefühl der Benachteiligung oder ähnliche emotionale Belastungen sein.

2.1.1.2 »Mickriges Männchen«

Bullige, kräftige Männer, deren Seele in der Kindheit von einer ebenso bulligen und kräftigen Mutter »zerdrückt« wurde, sitzen gerne auf schweren Motorrädern mit manipuliertem Motor. Sie lassen es absichtlich laut aufheulen, um alle zu erschrecken und ihr eigenes fehlendes Selbstbewusstsein sowie ihr Minderwertigkeitsgefühl zu kompensieren. Es muss nicht unbedingt ein Motorrad sein – es kann auch ein Kriegsschiff sein, wie Schottländer (1966) beschreibt.

Dieses Gefühl, im Leben zu kurz gekommen zu sein, beeinflusst die Entscheidungen dieser Personen. Es verstärkt die unruhigen Bewegungen der inneren Welt und erhöht damit die Zahl der ständigen Signale an die Skelettmuskulatur. Auch schweres Atmen und ein erhöhter Kalorienbedarf sind die Folge. Ein ausgeprägtes Minderwertigkeitsgefühl kann die Ursache für Neid und das Gefühl sein, im Leben benachteiligt worden zu sein. Diese Emotionen können auch zu einer Veränderung des Rechtsempfindens führen, wie Schultz Hencke (1965) erklärt, was wiederum ursächlich für die Begehung von Straftaten sein kann – Straftaten, zu denen sich der Betroffene berechtigt fühlt, um das vermeintlich erlittene Unrecht auszugleichen (Vanselow, 2023).

2.1.1.3 »Tiger im Tank«

Der »Tiger im Tank« ist ein Sammelbegriff für Vernichtungsträume, die tagsüber durch berufliche und gesellschaftliche Aktivitäten unterdrückt werden – der »Deckel« des Tanks wird zugedrückt. Doch bleibt die Angst vor der Nacht, in der der Deckel sich öffnen und die unterdrückten Ängste und Fantasien wieder an die Oberfläche kommen können.

Ein Beispiel: Legastheniker, die nach dem Intelligenz-Struktur-Test nach Amthauer Ausfälle im Sprachbereich zeigen und im Wesentlichen im Denken in Bildern stark sind, können von einem bestimmten Traum geplagt werden. Der Traum gibt die Realität der betroffenen Person wider: Man geht durch eine schöne Landschaft, die sich langsam in eine Steppe verwandelt. Man bleibt immer wieder an zentimeterdicken, durchsichtigen Fäden hängen, die einen schließlich festhalten. Aus einer Höhle kommt eine vier Meter große Spinne, die einen in ihren Fäden einwickelt, ins Herz sticht und das Blut aussaugt. Das Gehirn wird immer blutleerer, das Denken nimmt immer mehr ab. Kurz bevor das Denken ganz aufhört, wacht man schweißgebadet auf. Dieser Albtraum kann bis zu fünfmal in einer Nacht wiederkehren. Am Tag wird die Angst vor dem Tod durch Aktivität unterdrückt, indem der »Deckel des Tanks« zugehalten wird.

Dieser Traum wird durch die täglichen Erlebnisse immer wieder bekräftigt, denn wer in Bildern denkt, muss das Gehörte in Bilder und Vorgänge umsetzen, verarbeiten und das Ergebnis wieder in Worte fassen. Doch das Problem ist, die richtigen Worte zu finden. In solchen Momenten greift man in die »große Grabbelkiste« der Worte, und es kann passieren, dass man ein falsches Wort erwischt. Ein Physikprofessor sagte einmal: »Was kann das arme Hirn dafür, dass der Mund so blöd einherplappert?«

Man möchte etwas Wichtiges sagen und ist überzeugt, alles richtig zu machen. Doch dann kommt plötzlich die vernichtende Kritik des Deutschlehrers: Bei so fehlerhaftem Deutsch sei das Gesagte nicht zu verstehen. Deutsch ist für jeden lernbar, so der Lehrer – Mathematik dagegen nicht, man müsse sich nur genug Mühe geben. Dieses Erlebnis wiederholt sich im Traum, in dem der Deutschlehrer zur vier Meter großen Spinne wird.

Jemand, der in Bildern denkt, kann nicht so schlagfertig antworten wie jemand, der in Sprache denkt – was fälschlicherweise oft als Zeichen einer höheren Begabung angesehen wird. Vielleicht ist das auch der Grund, warum im Bundestag so wenige Berufe vorkommen, bei denen das Denken in Bildern berufsnotwendig ist. Man schätzt, dass es nur etwa vier Prozent sind.

2.1.1.4 Der Stressmensch

Die durch die Widerwärtigkeiten des Lebens hervorgerufene Rasereireaktion ist ein komplexer physiologischer Prozess. Sie wird durch Impulse von der Gehirnrinde ausgelöst und über die Achse Hypothalamus-Hypophysenvorderlappen-Nebennierenrinde auf ein ganzes System von Nerven- und Hormonfunktionen übertragen. Diese Wechselwirkungen versetzen den Organismus in einen Zustand höchster Alarmbereitschaft. Dabei werden verschiedene Körperbereiche aktiviert: Signale gehen an die Augen, Gesichtsmuskeln, Blutgefäße und Gehirnhäute, an den Schlund (wo das Essen einem im Hals stecken bleibt), an das Herz, den Kehlkopf, die Blutgefäße der Haut (Verengung), die Muskeln (Erweiterung), das Nebennierenmark (das den Blutzucker beeinflusst), die Eingeweide (z.B. Milzzusammenziehung, wodurch Blutbestandteile in den Kreislauf gelangen), sowie an den Magen-Darm-Kanal und dessen Gefäße (welche die Peristaltik verringern und Gefäße verengen). Auch der untere Teil des Dickdarms und die Blase sind betroffen (Verstärkung der Entleerung).

Das Ergebnis dieser komplexen Reaktion ist unter anderem eine verstärkte Herztätigkeit, die Mobilisierung von Brennmaterial für die Skelettmuskulatur und das Herz, sowie die Erweiterung von Luftröhre und Pupillen. Um der Ermüdung der Muskeln entgegenzuwirken, wird das Blut von den Verdauungsorganen zur Skelettmuskulatur umgeleitet. Bei einer Verletzung wird die Blutgerinnung beschleunigt (Levi, 1964). Auch wenn mittlerweile 60 Jahre vergangen sind und das Wissen darüber erheblich erweitert wurde, bleibt die grundlegende Erklärung zur Wirkungsweise des Yoga mit den Erkenntnissen von vor 60 Jahren größtenteils gültig.

All diese Reaktionen sind zweckmäßig zur Vorbereitung des Körpers auf den Kampf oder die Flucht vor einer echten Gefahr, wie beispielsweise einem Unfall. Als Reaktion auf psychischen Stress, wie etwa eine ausgebliebene Gehaltserhöhung, ist diese Umstellung des Organismus jedoch wenig hilfreich und in keiner Weise sinnvoll. Wenn diese Reaktion lange anhält, weil die zugrundeliegende emotionale Spannung nicht aufgelöst wird, kann sie schädlich für den Körper sein und zu Beschwerden wie Herzproblemen oder Magenbeschwerden führen (Levi, 1964).

Die schädlichen Auswirkungen von anhaltendem Stress sind insbesondere bei Kindern schwerwiegender, da deren Organe noch in der Entwicklung sind. Die Rasereireaktion muss aus der Entwicklungsgeschichte des Menschen als Steinzeitbewohner verstanden werden. In dieser Zeit war die Reaktion auf Gefahren von Kampf oder Flucht angemessen und zweckmäßig. In unserer heutigen Zivilisation, die erst einige hundert Jahre alt ist, ist diese Reaktion jedoch nicht mehr passend und wird nicht mehr benötigt. Da eine biologische Auslese in diesem kurzen Zeitraum nicht stattfinden konnte, zeigt der Mensch heute noch das Verhalten eines Steinzeitmenschen in Reaktion auf moderne Umweltfaktoren.

2.1.1.5 Neurosen

Der Begriff »Neurosen« wurde in der neueren Zeit in Europa als Oberbegriff für verschiedene Formen abnormen Verhaltens geprägt und ist daher in der indischen Yoga-Philosophie unbekannt. Viele der in dieser Philosophie beschriebenen »unruhigen Bewegungen« entsprechen im Wesentlichen dem, was wir im Westen als Neurosen bezeichnen. Jedoch hat man im Westen aufgrund der weit fortgeschrittenen Zivilisation und der damit veränderten Lebensumstände andere Schwerpunkte gesetzt, die ebenfalls als unruhige Bewegungen das Denken beeinflussen. Diese Bewegungen müssen durch Yoga-Übungen zur Ruhe gebracht werden. Im Folgenden werden einige dieser Verhaltensweisen beschrieben:

2.1.1.5.1 Neurosen als mögliche Folge von Spannungen

Die Neurosen wurden erstmals 1776 vom schottischen Arzt Cullen beschrieben. Heute versteht man unter Neurosen abnorme Reaktionen auf Erlebnisse, die durch nicht adäquat verarbeitete oder ungelöste Konflikte ausgelöst werden und sich in einem fortdauernden Leidenszustand der gesamten Persönlichkeit äußern. Sie werden auf die Bildung eingeübter, unbewusster Denk- und Verhaltensbahnen zurückgeführt. In Bezug auf ihre Entstehung und Auswirkungen gibt es eine Vielzahl von Neuroseformen.

Die daraus resultierenden Störungen können entweder körperlich, seelisch oder in beidem zugleich zum Ausdruck kommen. Beispiele hierfür sind: Angstzustände, Phobien (z.B. die Angst, einen freien Platz zu überschreiten, die Angst vor Spinnen, usw.), Depressionen, leichte Erregbarkeit und Ermüdbarkeit, Schlaflosigkeit, Kopfschmerzen, Störungen der Herz-, Magen- und Darmfunktionen, Stottern, Enuresis (Bettnässen), sexuelle Impotenz, Frigidität und viele andere. Eine organische Grundlage für die Neurose ist nicht nachweisbar. Es wird angenommen, dass jeder Mensch unter bestimmten Umständen, d.h. bei besonderer Stärke und Dauer eines Konflikts, neurosefähig ist.

2.1.1.5.2 Stress-Neurosen

Das Allgemeine Anpassungssyndrom ist eine sofortige Reaktion des Körpers auf einen Stressor. Bei einer Neurose wird jedoch aufgrund unverarbeiteter Konflikterlebnisse ein normalerweise unwichtiges Erlebnis zu einem Stressor, der eine abnorme Reaktion hervorruft. Der Kreis schließt sich, indem dieser vermeintliche Stressor als ungelöstes Konflikterlebnis im Hintergrund bleibt und entweder die bereits bestehende Neurose verstärkt oder eine neue hervorruft. In diesem Zustand steht der Mensch unter Stress. Ein spezifisches Syndrom (Krankheitsbild), das durch verschiedene unspezifische Reize ausgelöst wird, kennzeichnet den Zustand des Organismus. Sowohl das Allgemeine Anpassungssyndrom als auch eine neurotische Erlebnisreaktion schwächen den Körper und verringern die Leistungsfähigkeit, sowohl körperlich als auch geistig. Die nervöse und hormonelle Steuerung läuft dann nicht mehr im normalen Bereich.

2.1.1.5.3 Die körperlichen Auswirkungen der Neurosen

Eine verringerte körperliche und geistige Leistungsfähigkeit erleben wir bereits bei Ärger, Zorn und ähnlichen Erregungszuständen. Bei schweren Neurotikern können jedoch unbewusst so viele Impulse vom Zentralnervensystem ausgesendet werden, dass die Muskulatur ständig unter Spannung steht. Sie ist nicht mehr schlaff und weich, sondern verhärtet. Selbst wenn dieser Mensch nichts tut, kann in seiner Muskulatur eine Aktivität stattfinden, die der eines Holzfällers gleicht. Daraus ergibt sich ein erhöhtes Bedürfnis nach Schlaf und Nahrung. Ebenso wird das Zentralnervensystem bei schweren Neurotikern auch im Zustand der Ruhe weiterhin übermäßig beansprucht. Selbst bei minimaler körperlicher oder geistiger Belastung kann es so zu einer Überlastung und einem möglichen Zusammenbruch kommen.

In diesen Fällen kann es dazu kommen, dass für den Regelmechanismus des Körpers so wenig Nervenzellen zur Verfügung stehen oder so viele blockiert sind, dass der Mensch keine harmonischen Bewegungen ausführt. Die Rückkopplung des Regelmechanismus funktioniert nicht mehr im Gleichgewicht. Bewegungen, die auf ein Ziel ausgerichtet sind, werden eher unkoordiniert und »eckig«. So kann es beispielsweise passieren, dass ein Glas umgestoßen wird, anstatt es kontrolliert zu greifen – der sogenannte »Pechvogel-Effekt«. Jeder Mensch kann unter starker Erregung zeitweise die Phase einer schweren Neurose erreichen, wenn auch nur für kurze Zeit. Man kennt es aus den »schwarzen Tagen«, an denen einfach alles schiefgeht. Ein weiteres Beispiel ist der sogenannte »Vorführeffekt«, bei dem Dinge bei der Demonstration falsch gemacht oder zerstört werden, die unter normalen Umständen problemlos wären, aber durch den Stress der Situation beeinträchtigt werden.

2.1.1.5.4 Was ist normal oder gesund?

Was als gesund gilt, entspricht in der Regel dem Zustand des Durchschnitts der Bevölkerung. Wer ungewöhnlich nervös oder hektisch ist, benötigt möglicherweise eine Behandlung. Jemand, der bei allgemeiner Unruhe ruhig bleibt, fällt ebenfalls aus der Norm.

Stress und Neurosen werden oft als Geißeln der Menschheit betrachtet, auch wenn der Laie diese Phänomene häufig nicht richtig erkennt, da viele Menschen in unterschiedlichem Ausmaß an stressbedingten oder neurotischen Symptomen leiden.

Für den Begriff »Gesundheit« gibt es kein absolutes Maß. Nach der Definition der Weltgesundheitsorganisation ist Gesundheit ein Zustand des körperlichen und seelischen Wohlbefindens. Was als gesund angesehen wird, ist im Allgemeinen eine Übereinkunft, die sich nach dem Durchschnittsempfinden der Menschen richtet und sich im Laufe der Zeit den Gegebenheiten anpasst.

So gilt als gesund, wer der allgemeinen Norm entspricht – also die üblichen Neurosen und dergleichen aufweist. Jemand, der nicht der Norm entspricht, gilt als nicht gesund oder nicht normal. Früher wurden Menschen, die unter oder über der Norm lagen, in extremen Fällen aufgrund von Neid oder aus Angst vor möglichen Bedrohungen durch diese Menschen (die etwas von der Gemeinschaft wegnehmen oder ihr zur Last fallen könnten) als »Hexen« oder ähnliches verfolgt. Diese Annahme beruhte oft darauf, dass man glaubte, sie hätten ihre Fähigkeiten, Fertigkeiten oder ihren Reichtum auf unehrliche Weise erlangt (Schoeck, 1966). Auch heute noch werden Menschen, die von der Norm abweichen – egal, ob sie mehr oder weniger Neurosen haben als der Durchschnitt – als andersartig wahrgenommen.

2.1.1.5.5 Wechselwirkung zwischen Seele und Körper

Berücksichtigt man all die Wechselwirkungen, wird man feststellen, dass auch Hautleiden, Mandelentzündungen, Harnröhrenkatarrh, Gallenkoliken und so weiter seelisch bedingt sein können. Seelische Schwierigkeiten machen den Körper an den für sie spezifischen Stellen empfindlicher gegenüber Einflüssen von außen, wie Viren und Bakterien, oder begünstigen die Entstehung von Gallensteinen. Nicht jeder muss natürlich bei gleichen seelischen Erfahrungen dieselbe Krankheit entwickeln, da die körperlichen Gegebenheiten der einzelnen Personen zu unterschiedlich sind. Doch die Wahrscheinlichkeit, anfällig zu werden, steigt erheblich. Seelisch bedingte Störungen der Organfunktionen können dann auch zu anatomisch nachweisbaren Dauerschäden führen.

2.1.1.5.6 Die »Organsprache«

Unruhige Bewegungen der »inneren Welt«, die als etwas Fremdes wahrgenommen werden, beeinflussen die Seele und erwecken den Eindruck, Teil des eigenen Selbst zu sein – ein Trugschluss, der die Identität, den Willen und das Ich verzerrt. Diese Unruhe hat Auswirkungen auf die Organe des Körpers, die ihrerseits mit spezifischen körperlichen Reaktionen in Form einer »Organsprache« antworten. Dies spiegelt die Wechselwirkung zwischen Psyche und Soma wider – der Seele und dem Körper.

Bei psychosomatischen Erkrankungen manifestiert sich ein psychischer Konflikt, indem der seelisch belastende Inhalt in eine »psychisch stumme« Zone verdrängt wird, häufig in ein spezifisches Organ. Diese Konversion des Konflikts führt dazu, dass der psychische Druck zwar nachlässt, jedoch körperliche Beschwerden in den Vordergrund treten. Falls es nicht zu einer Konversion kommt, zeigt sich der Konflikt in Form von neurotischen Störungen, etwa in Angstzuständen oder anderen psychischen Beschwerden.

Es ist nicht nur jede Krankheit mit einer psychischen Komponente verbunden, sondern auch jede organische Erkrankung hat ihre psychische Entsprechung. Letztlich hängt es von der seelischen Haltung eines Individuums gegenüber dem Leben ab – seiner Stimmung, seiner Resilienz und seiner Temperamentsstruktur – wie er eine Krankheit erlebt und wie er emotional mit ihr umgeht. Daher erweist sich die Trennung zwischen rein organischen und eindeutig psychischen Erkrankungen als problematisch. Diese Unterscheidung basiert noch immer auf der alten Vorstellung, Körper, Geist und Seele getrennt zu betrachten.

Es gibt zwar bestimmte »Ulkuspersönlichkeiten«, die zu Magengeschwüren neigen, oder »Hypertonietypen«, die eine Prädisposition für Bluthochdruck zeigen, jedoch spricht die Tatsache, dass sich Symptome im Verlauf einer psychosomatischen Erkrankung wandeln können, gegen eine rein einseitige Betrachtungsweise. So kann sich beispielsweise eine Magen-Darm-Symptomatik in ein Lungenasthma und dieses in Herzprobleme umwandeln. Es ist offensichtlich, dass nicht nur die Persönlichkeitsstruktur, sondern vor allem die zugrunde liegende Konfliktsituation von Bedeutung ist. Die Wahl des betroffenen Organs kann somit Rückschlüsse auf die verdrängten Konflikte des Patienten zulassen.

Magenbeschwerden etwa können auf »unverdaute« seelische Probleme hinweisen. Migräneattacken könnten auf einen verkrampften Lebenszug hindeuten. Sprachliche Wendungen wie »Ärger, der auf den Magen schlägt«, »Kummer, der das Herz bedrückt« oder »jemand ist vom Kummer gebeugt« sind metaphorische Ausdrucksformen für diese psychische-physische Verknüpfung. In diesen Fällen führt die emotionale Belastung zu körperlichen Manifestationen wie Muskelverspannungen, die wiederum Schmerzen verursachen. Diese Schmerzen müssen nicht zwangsläufig auf eine organische Ursache wie einen Bandscheibenschaden oder Muskelrheumatismus zurückzuführen sein, sondern können auch psychisch bedingt sein.

So kann es beispielsweise bei Schicksalsschlägen notwendig werden, eine »falsche Fassade« nach außen zu wahren, indem der Kopf in einer stolzen Haltung getragen wird. Diese unbewusste Körpersprache kann zu einer Verkrampfung der Muskulatur führen, was sich in Nacken- und Schulterschmerzen oder sogar Kopfschmerzen äußert (Spiel der Antagonisten und Agonisten). Bei Kreuzschmerzen lässt sich häufig beobachten, dass Menschen, die nicht genügend »Rückgrat« in ihren Entscheidungen zeigen, in diesen Situationen besonders anfällig für solche Beschwerden sind.

Diese Symbolik wird in der medizinischen Terminologie als »Organsprache« bezeichnet und stellt die direkte Verbindung zwischen psychischen Konflikten und deren körperlichen Manifestationen dar.

2.1.1.5.7 Stress im mitmenschlichen Leben

Neurosefreie Individuen neigen nicht dazu, ihre Aufmerksamkeit auf unwichtige Details zu richten. Ein neurotisches Überbewerten von Ereignissen, wie etwa das übermäßige Kontrollieren des eigenen Verhaltens, findet bei ihnen nicht statt. Dies bedeutet, dass keine ungebührliche Wichtigkeit einer bestimmten Sache beigemessen wird; das unnötige Verhaften an bereits getanen Handlungen schränkt das Leben ein, indem es den Fokus auf einen einzelnen Aspekt legt und dadurch Ressourcen unnötig bindet.

Mit zunehmender Neurotizität nimmt das gedankliche Festhalten an vergangenen Handlungen zu. Der neurosefreie Mensch hingegen grübelt nicht ständig über Fragen wie »Habe ich es richtig gemacht?«, »Was denken die anderen darüber?« oder »Was habe ich falsch gemacht?« Er handelt im Einklang mit den Erfordernissen der Situation. Was getan ist, ist getan. Er stellt sich den Herausforderungen und führt die erforderlichen Handlungen aus, ohne in Grübelei oder Selbstzweifeln zu versinken.

Ein neurosefreies Handeln zeichnet sich durch das Fehlen emotionaler Belastung aus. Trotz intensiver Aktivität bleibt der Mensch emotional ruhig und ausgeglichen. Emotionale Unruhe bindet Ressourcen, verzerrt die Wahrnehmung und erschwert eine klare Entscheidungsfindung. Nur derjenige, der in der Lage ist, frei von emotionalen Einflüssen zu denken und zu handeln, kann effizient und angemessen agieren. Er handelt, ohne von seinen eigenen Emotionen beeinflusst oder persönlich betroffen zu sein.

2.1.1.5.8 Die Steuerung des Menschen

Karl Marx führte den Begriff des »außengesteuerten Menschen« ein. Für totalitäre Regime ist der außengesteuerte Mensch von großer Bedeutung, da er sich leicht auf die Programme der Partei oder des Systems ausrichten lässt. Die Außensteuerung ist jedoch nur bei neurotischen Individuen möglich.

Im Gegensatz dazu ist der neurosefreie Mensch »innengesteuert«; er handelt aus innerer Überzeugung und Entscheidung, unabhängig davon, welche Einflüsse oder Programme von außen auf ihn einwirken. Für autoritäre Systeme stellt dieser Mensch ein Problem dar, da er sich nicht so leicht kontrollieren oder manipulieren lässt. Auch in demokratischen Gesellschaften und Bildungssystemen ist der außengesteuerte Mensch oft von Vorteil, solange er den Erwartungen und Vorstellungen der Vorgesetzten oder Institutionen entspricht.

Einige Psychotherapeuten bezeichnen die Pädagogik als die »Lehre von der Steuerung der Arbeitsneurose«, da sie sich häufig auf die Beeinflussung und Formung der inneren Einstellungen und äußeren Handlungen von Individuen konzentriert.

2.1.1.5.9 Das neurotische Verhalten als Motor der Zivilisation
Die außergewöhnlichen Leistungen unserer Zivilisation, insbesondere im naturwissenschaftlich-technischen Bereich, sind nur vor dem Hintergrund der Arbeitsneurosen zu verstehen. Ein exemplarisches Beispiel dafür ist die Forschungstätigkeit von Felix Wankel, dessen Entwicklung des Wankelmotors zwanzig Jahre in Anspruch nahm, bevor die Erfindung in brauchbare Form überführt werden konnte. Die sogenannte Wachstumsgesellschaft, die auf ständiger Weiterentwicklung und Expansion beruht, ist nur unter der Voraussetzung eines neurotischen Verhaltens zu begreifen. Würde der Mensch Neurosefreiheit anstreben, so würde dies unweigerlich zu einem Rückschritt in der Wirtschaft und Zivilisation führen.

2.1.1.5.10 Der Lernvorgang als möglicher Stressor
Speichervorgang beim Lernen als Stressor: Es gibt zwei grundlegende Möglichkeiten des Lernens. Bei der ersten, der adressenorganisierten Speicherung, wird das Gelernte an spezifische Adressen gebunden. Wird eine Adresse aufgerufen, wird das gespeicherte Wissen freigegeben, wie es beispielsweise beim Abfragen von Gelerntem der Fall ist. Im Gegensatz dazu steht die assoziative Speicherung, bei der Verwandtes oder Ähnliches miteinander verknüpft wird. Je häufiger ähnliche Informationen miteinander in Verbindung gebracht werden, desto tiefer wird diese Assoziation im Gedächtnis verankert. Dieses Verfahren ist zwar weniger präzise, jedoch weist es eine deutlich größere Speicherkapazität auf als die adressenorganisierte Speicherung und bevorzugt häufig vorkommende Informationen.

Der Mensch speichert von Natur aus assoziativ. Dies erklärt, warum die Beschreibungen eines Verkehrsunfalls von verschiedenen Beobachtern zum Teil erheblich voneinander abweichen – je nachdem, welche Vorerfahrungen und Assoziationsvoraussetzungen der jeweilige Beobachter mitbringt.

Unser Ausbildungssystem setzt jedoch auf eine adressenorganisierte Speicherung und fordert eine Geschwindigkeit, mit der gestellte Fragen beantwortet werden müssen, die ein »Erinnern« im assoziativen Sinne kaum zulässt – eine Anforderung, die in der späteren Berufspraxis selten vorkommt. Insofern verstößt unser Ausbildungssystem gegen die biologischen Gegebenheiten des menschlichen Gedächtnisses und fördert so unnötigen Stress.

Der theoretische Lernvorgang als Stressor: Hinzu kommt, dass das Kind nicht durch Belehren und logisches Verstehen lernt, sondern vielmehr durch unmittelbare Erfahrung, ähnlich wie bei Tieren. Primär bedeutet dies: Der Strauch hat mich verletzt, also werde ich ihn meiden, anstatt zu denken: »Weil der Strauch Dornen hat, wird er mich stechen, deshalb meide ich ihn.« Auch beim Fahrradfahren lernt das Kind nicht durch das Studium der Physik, der Regelungstheorie oder der Theorie des Kreisels, sondern allein durch Erfahrung, ohne die zugrunde liegenden Prinzipien explizit zu verstehen. Ähnlich wie bei der Entstehung von Neurosen werden beim Lernprozess spezifische Denkbahnen gebildet. In gewissem Sinne bilden sich hier die Voraussetzungen für eine Außensteuerung. Dieses Lernen beruht auf reproduktivem Denken. Die Aufgabe des Lehrers besteht darin, das Lernprogramm zu steuern.

Das selbständige Denken als Stressor: Eingefahrene Bahnen erschweren das schöpferische Denken oder machen es sogar unmöglich. Das schöpferische Denken ist innengesteuert, und obwohl es die Möglichkeiten hat, das Gelernte zu verwenden, ist es unabhängig davon. Schöpferisches Denken ermöglicht Erfindungen und bringt damit Neues hervor. Jedes Neue verstößt gegen das Alte, auch schon dann, wenn das Alte nur erweitert wird.

Für den Lehrer ist ein innengesteuertes Kind sehr anstrengend, da es hohe Anforderungen an den Lehrer stellt. Das hat nichts mit der Intelligenz zu tun, sondern ist eine Folge der Innensteuerung. Ist der Lehrer dem nicht gewachsen, frustriert er das Kind, und das führt bei dem Kind zu Neurosenbildung. Die Kinder werden so auf eine Normneurose gebracht. Jeder Lehrer richtet in gewissem Sinne die Kinder einer Klasse auf eine ihm genehme Neurose aus.

Der Stress bei Arbeitnehmern als Mittel der Gefügigkeit: Die Schule bildet die Jugend zu außengesteuerten Menschen aus, die als Arbeitnehmer nützlich sind. Diese Außensteuerung hat häufig ihre Ursache in der Neurose, wie bereits erläutert. Neurosen führen zu innerer

Unzufriedenheit und wecken das Bedürfnis nach Ablenkung, Genuss, Begehren und Ärger.

Solche Menschen wenden sich oft an bestimmte Parteien oder Gewerkschaften, die ihnen die Erfüllung ihrer Wünsche versprechen, ohne jedoch die zugrunde liegenden Ursachen anzugehen. Im Gegenteil, um die Menschen in Bewegung zu halten, muss die Ursache bestehen bleiben. Daher nutzen totalitäre Staaten die ständige Einbindung der Bevölkerung in Massenaufmärsche und ähnliche Veranstaltungen, um eine Selbstverbesserung und somit den Übergang von einer Außensteuerung zu einer Innensteuerung zu verhindern. Stress wirkt hier als eine der Ursachen für Gefügigkeit und Konformität.

Im Gegensatz zum unselbständigen Arbeitnehmer ist die Eliteschicht meist innengesteuert. Die heutige Schule bildet aufgrund ihrer Struktur jedoch keine Eliteschicht aus, sondern ist primär darauf ausgerichtet, unselbständige Arbeitnehmer hervorzubringen. Was wir jedoch benötigen, sind innengesteuerte Menschen.

2.1.1.6 Hirndurchblutung

»Umso bemerkenswerter ist der Befund, dass Erregung, ängstliche Spannung und Erwartung schon eine deutliche Erhöhung des O = Sauerstoff Bedarfs des Gehirns herbeizuführen vermögen. Auch im Tierexperiment konnte gezeigt werden, dass sowohl Durchblutung wie O.-Verbrauch der Großhirnrinde zunehmen, wenn durch Reizung der Formatio reticularis des Stammhirns eine Weckreaktion ausgelöst wird. Es genügt, einer Versuchsperson anzukündigen, dass man die Gehirndurchblutung bei Rechenoperationen untersuchen wolle, um den Sauerstoffverbrauch des gesamten Gehirns um 15% zu erhöhen, während die Durchführung der Rechenoperation selbst dann keine messbare weitere Erhöhung bewirkt.« (Schneider, 1961)

Eine Untersuchung des Sauerstoffverbrauchs des Gehirns zeigt, dass der maximale Verbrauch im generalisierten Krampf liegt und dabei auf das Doppelte des normalen Durchschnittsverbrauchs ansteigt (Schmidt u.a., 1945). Jedoch verursachen auch Erregung, ängstliche Spannung und Erwartung bereits eine deutliche Erhöhung des Sauerstoffbedarfs des Gehirns (Kety, 1952).

2.1.1.7 Der Umbau im Gehirn

Warum treten die Ergebnisse der Yogaübungen nur langsam ein? Der Grund dafür liegt darin, dass beim Denken im Gehirn Umbauvorgänge stattfinden. Ein anschauliches Beispiel hierfür ist die Beobachtung von Londoner Taxifahrern. Aufgrund des äußerst komplexen Straßennetzes in London wächst der Bereich im Gehirn, der für die Navigation zuständig ist, signifikant. Ein ähnlicher Prozess findet auch bei den Yogaübungen statt, jedoch in kleinerem Maßstab.

Die Umbauvorgänge im Gehirn sind besonders bemerkenswert, wenn man bedenkt, dass bei anhaltenden »unruhigen Bewegungen der inneren Welt« (wie zum Beispiel bei Neid) nicht nur das Verhalten, sondern auch emotionale Aspekte wie das Schuldbewusstsein verändert werden. Solche Änderungen im Gehirn sind nicht isoliert; sie wirken sich auf andere Bereiche des Gehirns aus und beeinflussen so das gesamte System.

Erst mit den neuesten Tomographieverfahren konnte nachgewiesen werden, dass das Gehirn durchaus Umbauvorgänge vollzieht, die es zuvor für stabil und unveränderlich hielt. Ein besonders eindrucksvolles Beispiel liefert die Forschung über Astronauten: Es stellte sich heraus, dass sich das Gehirn der Raumfahrer nach längeren Aufenthalten im All verändert. Dies betrifft nicht nur den Verlust von Muskeln und Knochen, sondern auch die Struktur des Gehirns, wie eine Untersuchung russischer Kosmonauten nach einem Langzeitaufenthalt im Weltraum belegt. Auch das Personal der Forschungsstation des Alfred-Wegener-Instituts in der Antarktis hat nach längeren Winteraufenthalten strukturelle Veränderungen im Gehirn festgestellt.

Es ist also davon auszugehen, dass die »unruhigen Bewegungen der inneren Welt« tatsächlich Umbauvorgänge im Gehirn bewirken. Wenn diese über längere Zeit bestehen, können sie die Stammzellen aktivieren, die dann Nervenfasern bilden. Diese Nervenfasern wachsen mit einer Geschwindigkeit von etwa ein bis eineinhalb Millimetern pro Tag, was bedeutet, dass die Umbauvorgänge im Gehirn eine gewisse Zeit in Anspruch nehmen. Sobald sich diese »unruhige Bewegung der inneren Welt« im Gehirn »installiert« hat, ist es die Aufgabe der Yogaübungen, diese Installation wieder aufzulösen. Auch dieser Prozess erfordert Zeit, da es notwendig ist, die entstandenen

Strukturen rückgängig zu machen. Solange diese »Installation« im Gehirn besteht, können spontane Versenkungszustände nur für kurze Zeit (ein bis zwei Tage) wirksam sein, da die innere Unruhe letztlich wieder die Oberhand gewinnt.

Um zu verhindern, dass solche »unruhigen Bewegungen der inneren Welt« überhaupt erst im Gehirn »installiert« werden, ist es wichtig, am besten täglich Yogaübungen zu praktizieren. Nur so kann die Stabilität im Gehirn aufrechterhalten und der Umbauprozess gestoppt werden.

2.1.1.8 Das Gehirn optimal nutzen

Es ist keineswegs so, dass wir mit unseren Nervenzellen sparsam haushalten müssten, weil sie in zu geringer Zahl vorhanden wären. Das Gegenteil ist der Fall: Die während der Hirnreifung erreichte Anzahl an Nervenzellen in der Großhirnrinde, die auf etwa 10 Milliarden (10 000 000 000) geschätzt wird, bleibt bei weitem ungenutzt. Das menschliche Gehirn ist hinsichtlich seiner Kapazität also »überdimensioniert«. Ein anschauliches Beispiel bietet der australische Ureinwohner, der auf der Entwicklungsstufe des Steinzeitmenschen lebt: Auch er besitzt die Fähigkeit, Lesen und Schreiben zu erlernen, was darauf hinweist, dass bereits alle notwendigen Zellen und Zellverbände zur Ausbildung unseres »Schreib-Lese-Zentrums« vorhanden sind.

Die eigentliche Schwierigkeit besteht jedoch darin, die bislang ungenutzten Nervenzellen für Denkprozesse zu aktivieren und produktiv einzusetzen. Es mangelt uns oft daran, unser Denkorgan in dem Maße bewusst und frei zu nutzen, wie es theoretisch möglich wäre. Häufig verhindern unbewusste Blockaden den Zugriff auf gespeicherte Informationen und damit auf das volle Potenzial des Gehirns. Durch gezieltes Training lässt sich die Denkleistung jedoch erheblich steigern, vor allem durch die Aktivierung und Aktualisierung bislang ungenutzter Verknüpfungen zwischen den Nervenzellen des Zentralnervensystems.

Wie H. Woltereck betont: »Geistige Arbeit verlängert das Leben. Unser Denkorgan ist so beschaffen, dass seine Durchblutung, sein Stoffwechsel und damit seine gesamte Funktionstüchtigkeit durch geistige Tätigkeit angeregt werden.« Daraus ergibt sich eine klare

Aufgabe: Der Mensch muss sich von unbewussten, komplexhaften Hemmungen und psychischen Störungen befreien, um das volle Spektrum seiner geistigen und psychischen Möglichkeiten auszuschöpfen. Ziel jeglicher Psychotherapie ist daher die freie Verfügung über unsere psychischen Fähigkeiten – ein entscheidender Zuwachs an Freiheit und Selbstbestimmung.

Mit der Entwicklung und dem Fortschritt der modernen Zivilisation sowie der zunehmenden Technisierung wächst allerdings auch die Zahl der Menschen, die unter den Folgen einer gestörten Erlebnisverarbeitung leiden. Diese Problematik ist kein neues Phänomen: Um 1900 begann die Wissenschaft erstmals, systematisch zu untersuchen, wie solche Verhaltensweisen entstehen. Während man zunächst primär den kranken Menschen in den Fokus rückte, beschäftigt sich die moderne Forschung zunehmend auch mit dem gesunden Menschen und seinen »normalen« seelischen Herausforderungen (Vanselow, 1968).

2.1.2 Was besagt »innere Welt«?

Bei den Yogaübungen erlebt man im fortgeschrittenen Zustand, wie das, was nicht zu mir gehört – zum Beispiel das ständige Denkenmüssen –, sich allmählich auflöst, in seine Bestandteile zerfällt, sich atomisiert und schließlich verschwindet. Dann erlebt man eine große innere Ruhe, das reine Sein, das »Ich bin ich«, das nicht mehr vom zwanghaften Denken überdeckt wird, welches nur vortäuscht, es sei mein Ich.

Es verhält sich wie bei einem Autofahrer: Er kann nur so gut fahren, wie es das Auto erlaubt. Zum einen bestimmt der Autotyp die Möglichkeiten, zum anderen der Zustand des Autos: die Frontscheibe ist verdreckt, die Außenspiegel sind verstellt, die Vorderräder sind falsch ausgerichtet usw. In diesem Fall hat sich das Auto beim Fahren praktisch verselbstständigt, und man sagt dann: »Das Auto hat den Unfall verursacht« – nicht der Fahrer. So muss das Auto überholt, also in den Urzustand (Reset) versetzt werden. Alles, was nicht zu einem intakten Auto gehört, muss beseitigt werden.

Genauso verhält es sich beim Menschen: Wenn die innere Unruhe – das ständige »Denkenmüssen« – aufgelöst ist, tritt das Sein hervor und bestimmt das Handeln. Dann handelt der Mensch nicht mehr unter dem Einfluss der inneren Unruhe, sondern aus dem Zustand des reinen Seins. Die innere Welt wird als endgültig erlebt.

Die innere geistige und die äußere Welt sind zwei verschiedene Sichtweisen der Realität, in welcher der Mensch lebt. Während die äußere Welt durch die Naturwissenschaft erfasst und beschrieben wird, gestaltet sich das Naturverständnis in unserer inneren geistigen Welt ganz anders – etwa so, wie es in der Meditation in Erscheinung treten kann. In der meditativen Versenkung wird die Natur um ein Vielfaches intensiver erfahren als durch die äußeren Sinnesorgane in der äußeren Welt.

Die innere geistige Welt vermittelt dem Menschen eine subjektive Sicherheit und Gewissheit darüber, wie die Natur aufgebaut ist und abläuft. Diese subjektive Gewissheit macht jedes Experimentieren, Messen oder mathematische Beschreiben überflüssig, denn all dies könnte lediglich dazu dienen, die bereits vorhandene subjektive Gewissheit zu bestätigen. Die unmittelbare Erfahrung in der Meditation selbst stellt bereits eine ausreichende Bestätigung dar.

Diese subjektive Gewissheit vermittelt ein tiefes Gefühl der Geborgenheit und ist integraler Bestandteil vieler Religionen. Über Jahrtausende hinweg ließ diese innere Gewissheit die Entwicklung der exakten Naturwissenschaften als überflüssig oder nicht hilfreich erscheinen und hat sie dadurch blockiert.

2.1.3 Was bedeutet »zur Ruhe bringen«? Das Mantra

Das Werkzeug, um die unruhigen Bewegungen der inneren Welt zur Ruhe zu bringen, sind die Mantren.

Mantren sind wortähnliche Gebilde, Wortklänge, die direkt auf die Stimmung und das Gefühl einwirken. Ein anschauliches Beispiel liefert das Verhalten der Graugänse: Wenn sie fliegen, geben alle ein Weiterfliegegeräusch von sich. Möchte eine Gans landen, äußert sie ein Landegeräusch. Es entsteht eine akustische Abstimmung, welches Geräusch die Oberhand gewinnt, und sobald dies geschieht, fallen alle in dieses Geräusch ein. Auch bei Affen vermutet man die Verwendung von etwa 150 »Mantren«.

Im Yoga werden Mantren während der Übungen kontinuierlich wiederholt, wodurch sie die Stimmung beeinflussen und tiefgehende Verarbeitungsvorgänge im Gehirn auslösen. Während dieser Phase kann es zu einem »Blackout« kommen – man erlebt ein Gefühl völliger Leere und kann sich an nichts erinnern.

Die Wirkung von Geräuschen zeigt sich auch beim Menschen. So erzeugen Wortklänge wie »omo, omo, omo« die Vorstellung runder Formen, während »zicke zacke, zicke zacke« spitze Gebilde assoziiert. Unsere Sprache enthält zahlreiche Nachahmungsworte wie rascheln, piepen, rütteln oder säuseln. Auch Marschmusik, Schlaflieder oder rhythmische Gesänge gehören in diesen Zusammenhang.

Die Mantren, die im Yoga verwendet werden, sind über Jahrtausende hinweg durch Erfahrung ausgewählt worden. Sie wirken wie schwach dosierte Medikamente – ihre Wirkung entfaltet sich langsam, dafür aber ohne Risiko. Zudem sind die Mantren so gestaltet, dass der Übende nach einiger Zeit der Versenkung von selbst wieder in den Wachzustand zurückkehrt.

Jedes Mantra hat seine eigene Wirkung, ähnlich wie chemische Substanzen als Medikamente. Je nach Fortschritt der Yoga-Praxis erhalten die Übenden in regelmäßigen Abständen »Dünger« – in Form von Kombinationen verschiedener Mantren – um ihre Entwicklung zu beschleunigen. Zu Beginn der Übungen kann es vorkommen, dass die Wirkung eines Mantren nur verzögert eintritt, da manche Menschen durch innere Unruhe oder Blockaden »abgestumpft« sind. Dass Mantren überhaupt wirken können, liegt an der Evolution: Diese Fähigkeit ist als genetischer Vorteil im Menschen angelegt.

Ein besonderes Problem in der westlichen Kultur stellt die Vergabe des ersten Mantren dar. Hier fehlt oft das Gefühl für die Bedeutung und Wirkung der Mantren, da sie vielen Menschen fremd sind. Ein Lösungsansatz ist der Doppeltblindversuch, wie er bei der Vergabe von Placebos angewendet wird. Auch eine gottesdienstähnliche Zeremonie kann hilfreich sein, bei der die bedeutendsten Yogalehrer geehrt werden. Dies dient dazu, den Einführenden in Bescheidenheit zu üben, denn nicht er führt den Schüler ein, sondern die großen Yogalehrer wirken durch ihn.

Die Einführung des Mantren kann auch als Problem der Kommunikation zwischen Sender und Empfänger verstanden werden: Der Einführende fungiert als Sender, während der Einzuführende der Empfänger ist. Damit die Einführung gelingt, müssen beide auf derselben »Wellenlänge« schwingen, was maßgeblich von den genetisch vorgegebenen Voraussetzungen abhängt.

Ein interessantes Experiment hierzu führte der Diplomphysiker und Physiologieprofessor Dr. med. Niesel durch. Er gewann etwa 70 Medizinstudenten, die sich in die Transzendentale Meditation einführen lassen wollten. Die Gruppe wurde in zwei Hälften geteilt: Dr. Niesel selbst führte eine Gruppe in feierlicher Zeremonie ein, während Herr Klessinger – ein Unternehmer mit Volksschulabschluss und eher rustikalem Auftreten – die Einführung der anderen Gruppe gemäß der traditionellen puja (Anrufung der Yogagurus) durchführte. Das Ergebnis war bemerkenswert: Von Niesels Gruppe meditierte später keiner der Teilnehmer regelmäßig, während etwa die Hälfte der von Klessinger Eingeführten die Meditation fortsetzte. Niesel berichtete später, er habe sich sowohl bei der Einführung als auch bei der Betreuung der Teilnehmer große Mühe gegeben – dennoch blieb der Erfolg aus.

2.2 Das Yogaerlebnis

2.2.1 Allgemein

Wenn durch Yoga die unruhigen Bewegungen der inneren Welt zur Ruhe gebracht sind, was bedeutet das für den Yogaausübenden? Welche Auswirkungen hat das für ihn, und wie erlebt er dann die Welt? Ganz allgemein heißt es:

»Durch die regelmäßige Praxis der Meditation wird der Mensch mehr und mehr in die Lage versetzt, sein volles geistiges Potenzial für sich und seine Umwelt zu entfalten, ein zunehmend gesünderes, harmonisches und kreatives Leben zu führen und durch seinen persönlichen Fortschritt zugleich zur Verwirklichung einer evolutionären menschlichen Gesellschaft beizutragen« (Blücher von Wahlstatt, 1993).

Doch was erlebt der Einzelne konkret? Bei jeder einzelnen Übung ändert sich, ähnlich wie bei einem Heilungsprozess, nur sehr wenig, oft kaum merklich. Es heißt: »Tausendmal muss man meditieren«, bis sich ein Erfolg einstellt. Meditiert man morgens und abends, summiert sich das auf etwa eineinhalb Jahre. Über einen so langen Zeitraum fällt ein direkter Vergleich der Zustände schwer. Drastischer hingegen ist der Unterschied bei einer Spontanversenkung, die zu demselben Ergebnis führt, deren Wirkung jedoch nur für wenige Tage anhält.

Auf eine Spontanversenkung hat der Mensch keinerlei Einfluss – weder auf ihren Zeitpunkt noch auf ihre Tiefe. Die Fähigkeit dazu lässt sich mit einer Begabung vergleichen, etwa für Physik: Entweder man hat sie oder nicht. Auch müssen die äußeren und inneren Voraussetzungen günstig sein. Wer ständig unter Stress steht, hat kaum Aussichten auf eine Spontanversenkung. Manchmal können jedoch das Eintauchen in die Natur oder das Hören bestimmter Musik als Auslöser wirken. Auch extreme Zustände, wie große Not oder lebensbedrohliche Situationen, können solche Erfahrungen hervorrufen.

So wird berichtet, dass im Ersten Weltkrieg eine Front kurzzeitig vom Feind überrollt und kurz darauf zurückerobert wurde. Ein einziger Überlebender schilderte, wie er in einer Spontanversenkung frei von Angst blieb. Diese innere Ruhe ermöglichte es ihm, sich als Einziger vernünftig den Umständen entsprechend zu verhalten und so zu überleben (Hauer, 1958). Ein weiteres Beispiel stammt von Bernhard Grzimek: Ein Ranger in Südafrika wurde von einem Tiger angegriffen. In Spontanversenkung verspürte er keine Schmerzen und konnte daher besonnen handeln, sodass der Tiger schließlich erschossen werden konnte.

2.2.2 Erlebnis in der Spontanversenkung

Ich, Kurt Vanselow, war in mehrfacher Hinsicht in einer äußerst misslichen Lage, als ich im Jahre 1947 als siebzehnjähriger Schüler auf dem Nachhauseweg vom Bahnhof zu dem Bauernhof war, wo wir als Flüchtlinge untergebracht waren. Während ich gedankenverloren in die Landschaft schaute, bemerkte ich plötzlich eine Veränderung in mir. Die Anspannungen, die ich sonst in mir trug, lösten sich auf. Es war, als würde ich leichter werden, fast als ob ich schwebe, obwohl ich zugleich spürte, fest auf dem Boden zu stehen. Trotz des trüben Wetters hatte ich das Gefühl, die Landschaft sei heller und farbiger geworden. Plötzlich fielen mir die Farben einiger Pflanzen auf, die ich zuvor überhaupt nicht wahrgenommen hatte. Auch entdeckte ich eine Vielzahl von Geräuschen und Gerüchen, die mir bis dahin entgangen waren. Ich versuchte den anderen, die mit mir gingen, von meinem Erlebnis zu erzählen, doch sie meinten nur, ich spinne; die Welt sei genauso trüb und trist wie zuvor.

Am nächsten Morgen in der Schulklasse empfand ich den Raum heller als am Vortag. Die Möbel leuchteten in Farben, die mir zuvor nicht aufgefallen waren, obwohl die Schrammen und Beschädigungen natürlich dieselben waren. Während mich früher der Lärm der Klasse gestört hatte, nahm ich ihn jetzt zwar lauter wahr, doch er störte mich nicht mehr. Ich konnte die Geräusche sogar genau zuordnen.

Dann betrat der Englischlehrer die Klasse. Ich sah ihn plötzlich viel klarer, und auch seine Stimme hörte ich deutlicher als am Vortag. Mein Sprachverständnis allerdings war unverändert schlecht geblieben. Für den Englischlehrer war ich ein Betrüger und Lügner, weil ich fast nur in Bildern und Vorgängen dachte, nicht in Sprache. Ich konnte kein gesprochenes Wort oder Gedicht im Gedächtnis behalten, dafür aber den geschriebenen Text. Obwohl ich sprachlich kaum sagen konnte, wie Wörter geschrieben werden, gelang es mir, nahezu fehlerfreie Diktate und kurze Aufsätze zu verfassen – ich schrieb einfach die im Gedächtnis gespeicherte Schrift Buchstabe für Buchstabe ab. Der Lehrer war überzeugt, ich hätte abgeschrieben, was ich energisch bestritt. So war ich für ihn nicht nur ein Betrüger, sondern auch ein Lügner. Damals hieß es, Tiere denken in Bildern und seien deshalb schwachsinnig. Für den Lehrer war ich ein »schwachsinniger Betrüger, der auch noch lügt«. Welche Schule wollte schon solch einen Schüler? Ein Schulverweis stand im Raum – nicht zum ersten Mal.

Wie so oft griff mich der Lehrer beleidigend an. Doch durch die Spontanversenkung hatte ich mich verändert. Ich empfand seine Angriffe nicht mehr als beleidigend oder demütigend, sondern nur als sachliche Bemerkungen mit unglücklicher Wortwahl. Für mich existierte plötzlich kein Gut und Böse mehr, kein Gefühl von Ungerechtigkeit, Neid oder Missgunst.

Ich antwortete dem Lehrer freundlich und nett und bat ihn, mir in der Pause zu helfen, meine Sprachprobleme zu mildern. Doch das wollte er gar nicht. Am Ende der Stunde war der Englischlehrer auf einmal so freundlich zu mir wie zu den anderen Schülern – ein Wunder schien geschehen zu sein. Auch die anderen Lehrer begegneten mir am Ende der Unterrichtsstunden plötzlich genauso nett wie meinen Klassenkameraden.

Am dritten Tag war die Wirkung der Spontanversenkung fast vollständig abgeklungen. Die Fähigkeit jedoch, Gefühle wie Neid, Eifersucht, Missgunst und das Festhalten an Gut und Böse zu überwinden, behielt ich bei. Für die Lehrer war ich fortan der »nette Betrüger und Lügner«, der aus Not so handelte. Sie halfen mir schließlich, das Abitur zu machen und zu bestehen.

Mehrere Spontanversenkungen ermöglichten es mir später, meine Begabungen und Fähigkeiten voll zu entfalten. Doch bei anderen, die dieselben Fähigkeiten nicht hatten, führte das zu Zweifeln: Sie glaubten, ich hätte abgeschrieben, unverdientes Glück gehabt oder fürchteten sich sogar vor mir.

2.2.3 Beispiele

In Sprache zu denken ist mehr oder weniger digital, in Bildern zu denken hingegen analog. Beide Denkweisen haben ihre Vor- und Nachteile. Deshalb ist in den Sprachen und Geisteswissenschaften streng logisches Denken eine Grundvoraussetzung, während es bei den Physikern weniger entscheidend ist – hier zählt vor allem Kreativität. Das streng logische Denken der Physik wird durch ihre eigene Sprache, die Mathematik, sichergestellt.

Das streng logische Denken, wie es in den Geisteswissenschaften gefordert wird, können Computer am besten leisten – doch sie sind nichts anderes als »hochintelligente Vollidioten«.

Obwohl ich in Physik nicht das gleiche Wissen wie viele andere besaß, haben mir meine speziellen Begabungen zusammen mit den Yoga-Übungen den Weg zum apl. Professor und Universitätsprofessor geebnet. Als Direktor des Instituts für Angewandte Physik konnte ich viele Probleme erfolgreich meistern.

Ein Nobelpreisträger der Physik schreibt in seinen Lebenserinnerungen, er habe einst einen Philosophieprofessor kennengelernt, der in der Physik viel besser Bescheid wusste und von Dingen berichten konnte, von denen der Nobelpreisträger noch nie gehört hatte. Doch, so berichtet er weiter, verstanden habe der Philosophieprofessor von Physik letztlich nichts.

2.2.4 Das Gehirn verarbeitet besser als die Sinnesorgane

Jeder erlebt die Spontanversenkung gemäß seiner individuellen Veranlagung und persönlichen Erlebnisse anders. So erfahren Pessimisten in einer Spontanversenkung ein unendliches Glückseligkeitserlebnis. Eine Analyse dessen, was in der Spontanversenkung erlebt wird – wie beispielsweise die Auflösung des Hintergrundrauschens in Einzelstimmen, die einzelnen Tieren zugeordnet werden können – beruht nicht auf einem besseren Sehen, sondern auf einer nun subtileren Verarbeitung der visuellen Eindrücke im Gehirn.

Das Gehirn arbeitet nach der Spontanversenkung insgesamt feiner und präziser. Dies gilt gleichermaßen für geistige Tätigkeiten.

2.2.5 Das befreite Denken

»Weil man alle Gedanken in der Übung der transzendentalen Meditation kommen lassen soll, wie sie kommen, besteht eine gewisse Ähnlichkeit mit den Methoden der Psychotherapie, zum Beispiel der Psychoanalyse. Man erlebt in Gedanken verkürzt die Erlebnisse noch einmal, die man vorher unterdrückt hatte.

Schwierige Aufgaben können bekanntlich oft deshalb nicht gelöst werden, weil unser Gedächtnis nicht frei von Hemmungen und Belastungen ist. In der fortgeschrittenen Übung der transzendentalen Meditation wird aber unser Gedächtnis frei, und damit können Probleme gelöst werden, die vorher unlösbar schienen.

Man sieht Zusammenhänge, von denen man vorher nichts wusste, kann Dinge aus dem Gedächtnis reproduzieren, von denen man vorher nicht ahnte, sie schon irgend einmal früher gehört zu haben, und man kann Überlegungen bewältigen, zu denen man vorher nicht in der Lage war. Das Ergebnis ist dann plötzlich da. Man kann hinterher nicht sagen, wie man dazu gekommen ist: So dürften viele Erfindungen, die im Schlaf oder Halbschlaf zustande kamen, gewertet werden, so zum Beispiel die Entdeckung des Benzolringes von Kekulé, die künstliche Blutleere durch von Esmarch, das Atommodell von Bohr usw. Kekulé selbst sagt: ›Lernen wir träumen, meine Herren, dann finden wir vielleicht die Wahrheit! Und wer nicht denkt, dem wird sie geschenkt, der hat sie ohne Sorgen. Aber hüten wir uns, unsere Träume zu veröffentlichen, ehe sie durch den wachenden Verstand geprüft worden sind‹ (Moufang und Stevens 1953).

Ob die Übungen der transzendentalen Meditation richtig durchgeführt werden oder nicht, sieht man am Handeln des Übenden. Meditiert er richtig, so wird er weniger und weniger unvernünftige Wünsche haben und einen Weg finden, seine vernünftigen Wünsche in die Tat umzusetzen. Durch das Lösen der vielen großen, kleinen und kleinsten blockierten Erlebnisse werden die bisher gebundenen intrapsychischen Energien frei. Der Mensch wird dadurch seinen Aufgaben in Beruf und Familie besonders gerecht.« (Vanselow, 1968)

2.3 Yoga naturwissenschaftlich

2.3.1 Was beinhaltet Yoga?

2.3.1.1 Geistige Verarbeitung

So wie auf die Aufnahme von materieller Nahrung eine Verdauungsphase folgt, wird die geistige »Nahrungsaufnahme« in einer Ruhephase, durch Rasten und Schlaf, verarbeitet. Was nicht zu mir gehört, also nicht vom Körper verwendet werden kann, muss bei der Nahrungsaufnahme entsorgt werden – durch Ausscheidung oder, wenn das nicht möglich ist, in Form von Fett oder Wasser abgelagert werden, zum Beispiel in den Fußgelenken. Tageserlebnisse, die als geistige Nahrung nicht vollständig verarbeitet worden sind, bleiben als unruhige Bewegungen in der inneren Welt zurück – wie Stress, Raserei, Neid und ähnliche Gefühle.

Morgens für die Nachterlebnisse und abends für die Tageserlebnisse ist eine Ruhephase notwendig, um das Erlebte zu verarbeiten und zu »defragmentieren«.

Aus langjähriger Erfahrung hat sich ergeben, dass bei Yoga-Übungen von bis zu etwa einer halben Stunde die Entwicklung im Gehirn ausgeglichen zunimmt. Bei einer Übungsdauer darüber hinaus lässt die

Entwicklung in einigen Bereichen nach, sodass die Ausgeglichenheit immer mehr schwindet, was zu einem Realitätsverlust führen kann, bei dem einige Yoga-Erlebnisse unverhältnismäßig überbewertet werden, wie zum Beispiel Glückseligkeit, und dadurch Familie und Beruf vernachlässigt werden. Daher hat die Yoga-Übungsdauer von etwa einer halben Stunde morgens und abends ihren Sinn als optimale Übungsdauer. Nach einer Yoga-Übungserfahrung von mindestens einem Jahr kann die Übungsdauer auf 45 bis 60 Minuten ausgedehnt werden. Unabhängig davon kann im Laufe des Tages, aus beruflichen Gründen, eine Yoga-Übung durchgeführt werden, um bei wichtigen Terminen fit zu bleiben. Was die Übungsdauer betrifft, so sagt Paracelsus: »Die Dosis macht das Gift«.

Mönche können beliebig lange Yoga-Übungen praktizieren, da ein möglicher Realitätsverlust für sie keine Auswirkungen hat.

2.3.1.2 Spontanversenkung als »Reset«

Im Notfall kann die Entscheidungsfähigkeit durch das, »was nicht zu mir gehört«, so ungünstig beeinflusst werden, dass sie tödliche Folgen haben kann. Daher hat sich die Spontanversenkung als »Reset in der Evolution« genetisch als Vorteil erwiesen und sich genetisch durchgesetzt. Den Geist durch einen »Reset« in seine Ursprungsform zurückzusetzen, das ist der Samadhi-Zustand. In diesem Zustand hat man keine Angst, ist frei von Schmerzen usw. und kann deshalb optimal und den Umständen entsprechend entscheiden. Dieser Zustand wird jedoch durch das, was nicht zu mir gehört, bei einer Spontanversenkung innerhalb von ein bis zwei Tagen wieder in den alten Zustand zurückversetzt.

2.3.1.2.1 Der Umschaltvorgang

Was ist eine Versenkung und was habe ich davon? Eine Versenkung ist ein Zurückschalten auf den Urzustand, ein Reset, um frei zu sein von dem, was nicht zu mir gehört, und um im Notfall im Überlebenskampf optimal entscheiden zu können. Optimal entscheiden bedeutet, innerhalb der Möglichkeiten der eigenen Intelligenzstruktur und der Güte der verfügbaren Informationen zu handeln. Es gibt die Spontanversenkung, bei der man weder den Zeitpunkt, die Tiefe noch den

Inhalt beeinflussen kann. Sie setzt eine Reihe von Vorbedingungen voraus, wie die Anlage dazu und ein innerliches Ausgeglichensein.

Die zweite Möglichkeit sind Yogaübungen. Bei erfolgreichen Übungen erzielt man nach jeder Sitzung Fortschritte und erreicht nach etwa eineinhalb Jahren dieselbe Tiefe wie bei einer Spontanversenkung. Der Unterschied besteht darin, dass die Spontanversenkung nach dem dritten oder vierten Tag wieder abgeklungen ist, während die Versenkung bei Yogaübungen beständig bleibt und erst dann ganz langsam abklingt, wenn nicht mehr meditiert wird.

Man vermutet, dass die Versenkung eine Umschaltung im Gehirn ist. Vor der Spontanversenkung laufen Signale, die vom Stammhirn kommen, durch die Großhirnrinde und aktivieren die angesprochenen Informationen. In der Versenkung hingegen gehen die Signale direkt vom Stammhirn zu den entsprechenden Stellen in der Großhirnrinde.

Das lässt sich vergleichen, als ob man im ersten Fall mit dem Auto von zu Hause zu den Zielen fährt und im zweiten Fall mit dem Flugzeug von oben die Ziele betrachtet. Im ersten Fall fährt man durch das Straßennetz mit all seinen Baustellen – das sind die Neurosen –, während man im zweiten Fall frei von diesen Baustellen direkten Kontakt zu den Zielen hat. Ein großer Vorteil dieses Vorgehens ist, dass man Strukturen, die vom Straßenverkehr aus nicht erkennbar sind, von oben sehen und berücksichtigen kann.

Ein Erlebnis, das Physikern, die oft an der Grenze des Denkens arbeiten, bekannt ist, wenn sie neue und komplexe Probleme lösen müssen: Man vertieft sich mindestens drei Tage lang isoliert in das Problem und, wenn man Glück hat, kommt die Erleuchtung. Durch kontinuierliche Versenkung und beständige Yogaübungen ergeben sich große Vorteile gegenüber denen, die nicht meditieren.

Doch das ist nicht der einzige Vorteil der Yogaübungen. In der Versenkung kommen die eigenen Fähigkeiten und Begabungen voll zur Wirkung und das umso mehr, je tiefer die Versenkung ist. Man kann seine Fähigkeiten vollständig entfalten, was bei Mitmenschen nicht immer auf Wohlwollen stößt, sondern auch Neidreaktionen auslösen kann – besonders bei denen, deren innere Welt von unruhigen Bewegungen getrübt ist.

Das sind die zwei wesentlichen Vorteile, die man durch Yogaübungen erreichen kann. Diese sind die Vorteile, nach denen der heutige Mensch fragt. Früher fragte der Mensch: »Wie werde ich den Teufel in mir los?«, wobei der »Teufel« die unruhigen Bewegungen der inneren Welt symbolisierte.

Menschen, die pessimistisch eingestellt sind, erleben bei einer Spontanversenkung oder während Yogaübungen zum ersten Mal ein überwältigendes Glücksgefühl, das im weiteren Verlauf der Yoga-Praxis in ein Seligkeitsgefühl übergeht. Optimisten hingegen erleben dieses Gefühl entweder gar nicht oder nur in sehr schwacher Form.

2.3.1.2.2 Das Unbewusste

Man sollte morgens und abends jeweils eine halbe Stunde meditieren: morgens, um das nicht verarbeitete Erlebte der Nacht zu verarbeiten und nicht in den Tag mitzunehmen, und abends, um das am Tag Erlebte so weit wie möglich zu verarbeiten und sich auf die Nacht vorzubereiten.

Durch Meditation werden die unruhigen Bewegungen der inneren Welt zur »Ruhe« gebracht, wie zum Beispiel tiefliegende, unverarbeitete Verhaltensänderungen wie Neid, Missgunst, das Gefühl, von jemandem schlecht behandelt oder feindlich gesinnt zu werden, oder das Empfinden, im Leben zu kurz gekommen zu sein und ein Anrecht auf Ausgleich zu haben. Diese Gefühle verleihen einem eine subjektive Gewissheit und umhüllen das Ich, das Bewusstsein, wie ein Mantel, der vorgibt, es sei das wahre Ich, das wahre Bewusstsein.

Gefühle sind mit dem logischen Verstand und somit mit dem Bewusstsein nicht direkt zu erfassen. Sie kommen aus dem Unbewussten und strahlen auf das Bewusstsein aus. Um in den Bereich des Unbewussten vorzudringen, muss man mehrere Tage durchgehend von morgens bis abends meditieren, um in einen Trancezustand zu gelangen. Dafür sind etwa drei Tage nötig. Nach dieser Zeit befindet man sich in einem Dämmerzustand, kann zwar die täglichen Aufgaben verrichten, aber nur mit großer Mühe und ist schwer ansprechbar. Wenn man dann nach Ereignissen gefragt wird, kann man diese aufrufen und sich in sie hineinversetzen. Nach einer Weile verläuft die Antwort wie in einem Zustand ohne Sprache, weil dieser Mechanismus offensichtlich aus einer Zeit der Evolution stammt, in der Sprache noch nicht entwickelt war. Wenn man später aus dem Trancezustand erwacht, kann man sich an nichts erinnern, an gar nichts. Nur wenn man während des Zustands Notizen gemacht hat oder wenn andere einem erzählen, was man gesagt hat, kann man das Gesagte mühsam rekonstruieren und im vollen Bewusstsein den »Film« ablaufen lassen.

Warum erzähle ich das? Weil die in den Yogaübungen verwendeten Mantren über die Stimmungsbeeinflussung tief ins Unbewusste reichen und nur auf diese Weise die unruhigen Bewegungen der inneren Welt, wie zum Beispiel Neid, aufgelöst werden können.

Eine Stimmungsbeeinflussung ist nur möglich durch das melodische und ständige Wiederholen des Mantren, ähnlich wie ein Einschlaflied, das einfühlsam wiederholt werden muss, um seine Wirkung zu entfalten.

So wie es bei Graugänsen spezifische Geräusche für das Weiterfliegen und Landen gibt, die das jeweilige Verhalten bestärken, so wirken auch die Mantren, indem sie das Gefühl des Neids schwächen und den Zustand des »Resets« stärken – mit den ihm eigenen Gefühlen und Stimmungen, wie sie uns im Urzustand mitgegeben wurden.

Heutzutage ist der »Roboter« in uns gefragt, wie es die Pädagogen sagen: »Wer rastet, der rostet.« In den Trancezustand kommt man nur durch Rasten, viel Rasten. Auch Yogaübungen können als eine Form des Rastens gesehen werden, obwohl der Geist dabei auf höchstem Niveau aktiv ist.

2.3.1.3 Mantra

Mantren sind Klänge, Geräusche oder wortähnliche Gebilde, die bei einem selbst sowie bei anderen bestimmte, mit den Mantren verbundene Empfindungen hervorrufen. Diese Art der Kommunikation ist ein genetischer Vorteil. Mantren können unterschiedliche Funktionen haben, wie zum Beispiel eine Warnfunktion oder die Förderung des Gemeinschaftsgefühls, ähnlich dem Weiterfliegegeräusch der Graugänse. Sie können auch als eine Art Vorstufe der Sprache betrachtet werden, die Sprache der Tiere.

Da die Kommunikation über die Bildung von Stimmungen erfolgt, ist eine rhythmische Wiederholung notwendig, um die gewünschte Stimmungsänderung allmählich aufzubauen. Mantren können einzeln oder in Gruppen, die jeweils eine unterschiedliche Wirkung entfalten, verwendet werden. Einige Mantren haben dabei mehrere Funktionen und helfen beispielsweise bei der Aufarbeitung von Tageserlebnissen.

2.3.2 Yoga – eine Erfindung der Indoeuropäer

Die Tageserlebnisse von Tieren und später auch von Menschen werden durch Ruhephasen, Rast und Schlaf verarbeitet, was als eine Art »Verdauung« des Erlebten verstanden werden kann. Darüber hinaus gab es bei Tieren und Menschen auch spontane Versenkungen, die einen wichtigen Teil dieses Verarbeitungsprozesses ausmachten. In vielen Kulturen, insbesondere bei den Indoeuropäern, wurde die Spontanversenkung als ein uraltes Mittel genutzt, um die Stimmung zu beeinflussen und den Geist zu beruhigen.

Die Indoeuropäer entwickelten auf der Basis von Ruhephasen, Spontanversenkung und der Verwendung von Mantren eine praxisorientierte Einheit – den Yoga. Sie wählten spezielle Mantren, die durch ständiges Wiederholen und Üben über viele Sitzungen hinweg dabei halfen, die unverarbeiteten Eindrücke und Erlebnisse des Tages zu beruhigen und in einen Zustand der Versenkung zu gelangen. Auf diese Weise machten sie die Spontanversenkung – den »Reset« des Geistes – nicht nur zugänglich, sondern auch kontrollierbar.

Warum gerade die Indoeuropäer diese Methode entwickelten, lässt sich möglicherweise durch die klimatischen Bedingungen und die Notwendigkeiten ihrer Lebensweise erklären. Vor etwa 6.000 Jahren lebte das Urvolk der Indoeuropäer nördlich des Kaukasus, wo das Klima wärmer war als heute, aber die Winter sehr hart und lang. In dieser Umgebung mussten die Menschen Wege finden, um mit den extremen Winterbedingungen und der damit verbundenen seelischen Winterdepression umzugehen. Die langen Winternächte und schwierigen klimatischen Bedingungen führten dazu, dass die Indoeuropäer vermehrt Zeit für innere Einkehr und spirituelle Praktiken fanden.

Durch das Praktizieren von Yoga während der Wintermonate konnten sie sich nicht nur körperlich stärken, sondern auch ihren

Geist beruhigen, was dazu beitrug, den Kalorienbedarf zu senken und die seelischen Belastungen des Winters zu lindern. In dieser Zeit des Übens und der Meditation fanden die stärksten und tiefsten Praktizierenden möglicherweise ihre Rolle als Führer des Volkes, da sie in der Lage waren, Entscheidungen auf Grundlage einer tieferen inneren Klarheit zu treffen.

Die Indoeuropäer erkannten, dass der Yoga als Methode nichts mit einer bestimmten Religion zu tun hatte, sondern vielmehr als eine Praxis zu verstehen war, die die Verbindung von Körper und Geist förderte. Die spirituellen Erlebnisse und Hindernisse im Yoga, wie die Überwindung von inneren Blockaden, wurden jedoch in vielen religiösen Traditionen später zu einer Grundlage für religiöse Lehren und Rituale. Die Anwendung von Yoga, um den Geist zu beruhigen und die innere Balance zu finden, ist also eine Entwicklung, die tief in den praktischen Anforderungen des Überlebens in einer harten Umwelt verwurzelt ist.

2.4 Die Bhagavadgita

2.4.1 Über den Sinn des Lebens

Zwiegespräch zweier Fachleute: Ein indoeuropäisches Volk, das sich die Arier nannte, wanderte vor etwa 3.000 Jahren, zur Zeit von Homers Ilias und des Alten Testaments, aufgrund eines Klimaeinbruchs aus dem Norden in das heutige Nordindien und den Iran ein (der Iran wird als Land der Arier bezeichnet). Aus diesem Volk ging das Königsgeschlecht der Bharatas hervor, das im Epos Mahabharata (die großen Bharatas) beschrieben wird. Über mehrere Generationen hinweg wählten die Bharatas die jeweils am weitesten im Yoga Fortgeschrittenen zu ihren Königen. Diese Zeit gilt als ein goldenes Zeitalter. Doch als erneut ein neuer König gewählt werden sollte, versuchte ein Machtmensch und Egoist aus den Reihen der Bharatas, die Macht auf kriegerischem Wege an sich zu reißen.

Im Morgengrauen standen sich die beiden Heere gegenüber, als Prinz Arjuna auf der anderen Seite seine Vettern und Onkel sah, mit denen er seine Kindheit verbracht hatte und die er hoch verehrte. In diesem Moment fährt er mit seinem Streitwagen zwischen beide Armeen, wirft seinen Köcher mit den Pfeilen und den Bogen auf den Boden seines Streitwagens und erklärt, dass er nicht kämpfen wolle. Es kommt zu einer intensiven Diskussion über den Sinn des Lebens zwischen ihm und seinem Wagenlenker, der ebenfalls ein hochrangiger Fachmann für Yoga ist.

Der Sinn des Lebens, so erklärt Krishna, ist es, Gutes zu tun und das Böse zu verhindern, das die Freiheit der anderen einschränkt. Doch was ist gut, und wie erkennt man es? Die reine Seele ist frei von Gegensätzen wie Gut und Böse. Diese Gegensätze entstehen, weil die reine Seele von dem umhüllt wird, was nicht zu ihr gehört – wie neurotisches Denken, Neid, Missgunst und dergleichen. Diese Störungen geben vor, unser Ich zu sein und beeinflussen unser Denken und Handeln, sodass wir glauben, dies sei unser wahrer Wille. Das, was nicht zu mir gehört, kann jedoch verringert werden, bis es sich letztlich auflöst. Bei den Yoga-Übungen durchläuft man Stufe für Stufe und löst in jedem Bereich das auf, was nicht zu mir gehört. Je mehr das »Nicht-Zu-Mir-Gehörende« aufgelöst wird, desto freier kann ich, ohne die Begrenzungen von Gut und Böse, optimal entscheiden, was der wahre Sinn des Lebens ist.

Der Sinn des Lebens ist in der Seele genetisch in ihrer ureigenen Form angelegt. Nur dann ist optimales Handeln im Sinne der Evolution möglich. Die ureigene Form der Seele wird jedoch durch die unruhigen Bewegungen des »Nicht-Zu-Mir-Gehörenden« verdeckt, welche uns vorgeben, unser Ich und unser Wille zu sein. Diese unruhigen Bewegungen können durch Yoga-Übungen zur Ruhe gebracht werden. So wird im Zwiegespräch die Yoga-Übung Schritt für Schritt durchgesprochen und als Anleitung zum Yoga vermittelt.

Im Sinne der Evolution ist die berufstätige Familie der Mönchgemeinschaft und der freien Entwicklung der Kreativität vorzuziehen. Handeln aus den unruhigen Bewegungen der inneren Welt ist nicht im Einklang mit der Evolution. In der Bhagavadgita wird keine vegetarische Ernährung erwähnt, da das Volk, aus dem Arjuna stammt, aus dem Norden kommt. Man soll sich nach den eigenen Bedürfnissen ernähren. Ein schwerer Neurotiker benötigt viele Kalorien, während im Samadhizustand nur wenige nötig sind. Ein Problem für Vegetarier ist das Vitamin B12.

Das Böse ist das Werk dessen, was nicht zum Menschen gehört. Nicht zu entscheiden und nicht zu handeln gibt dem Bösen die Macht über andere. Die Machtergreifung durch Einzelne ist nicht der Sinn des Lebens, da dies den Einzelnen daran hindert, sich in seinen Fähigkeiten zu entfalten und die Evolution voranzutreiben. So hob Arjuna seinen Köcher mit den Pfeilen und den Bogen auf, kehrte an seinen Platz zurück, und beide Seiten bliesen in ihre Muschelhörner. Der Kampf begann. Der Kampf endete unentschieden, wie es oft auch im täglichen Leben der Fall ist. Die Polizei kann Verbrecher nicht ausrotten, und die Menschheit kann keine Seuchen vollständig besiegen, doch sie kann sie in Schach halten. Um das Böse in Schach zu halten, sollten so viele wie möglich Yoga praktizieren.

Dieses Gespräch, das in der Bhagavadgita, Gita = Gespräch, Bhagavad = Erhabener durch Yoga, enthalten ist, wurde in der Mahabharata aufgezeichnet und in Sanskrit, der Sprache der Arier, wiedergegeben – einer Sprache, die laut Sprachwissenschaftlern vor dreitausend Jahren gesprochen wurde. Der Text wurde ursprünglich mündlich überliefert und später schriftlich festgehalten. Das ist sinngemäß der Inhalt der Bhagavadgita aus der Mahabharata.

In der folgenden Tabelle soll anhand einiger ausgewählter Begriffe die Ähnlichkeit der Sprachen Deutsch – Sanskrit verdeutlich werden.

drei – tri	du – tvam	Name – naman
sechs – sas	jung – yuvan	neu – nava
sieben – sapta	Ge-burt – bhr	rot – rohita
acht – ashta	Tochter – duhita	Joch – Yuga
neun – nav	Mutter – mata	regieren – raj
zehn – (lat.decem)-dasa	Vater, lat. Pater – pita	ist – (lat. est) – asti
Leute – loka	Bruder – bhrata	Atmen – atma
	Schwester – svasa	

2.4.2 Unterrichtsmaterial zum Yoga

Der von Maharishi Mahesh Yogi geschriebene Kommentar zur Bhagavadgita ist das Unterrichtsmaterial zur Yoga-Übung. Der folgende Text ist die Kurzfassung.

Erläuterung: Der Text der Bhagavadgita ist nicht lang, die Übersetzung ergibt ein dünnes Reclambändchen, weil sich die beiden Yoga-Fachleute nur mit Fachworten verständigten, deren Inhalt jeder von beiden kannte. Dafür sind die Kommentare, die diesen Text erläutern, von berühmten indischen Philosophen jedes Mal in zweibändigen dicken Wälzern erläutert worden.

Der durchschnittliche westliche Mensch kann mit diesen für ihn fremden philosophischen Überlegungen – milde ausgedrückt – wenig anfangen. So ist es eine große Hilfe, dass mit Maharishi Mahesh Yogi ein naturwissenschaftlich denkender Chemisch-Technischer Assistent, der in einer Munitionsfabrik arbeitete und kein Brahmane war, die Bhagavadgita mit Hilfe seines Lehrmeisters im Kloster von der Seite des Yoga-Lernenden erläutert wird.

Das intern benutzte Unterrichtsmaterial, das sehr umfangreich ist und über sehr viele Jahrhunderte zusammengestellt wurde, hat Maharishi in einem Buch veröffentlicht. Dieser Unterrichtstext ist für Brahmanen mit entsprechender Vorbildung gedacht, die wir Europäer nicht haben. Diese Erläuterungen hat Maharishi in seinen Vorlesungen vorgetragen. Ich habe diese mitgeschrieben und mit dem Text der Indologen vervollständigt. Diesen Text habe ich dann mit den Indologen in Kiel und in Hamburg sowie einem Professor für Psychoanalyse in Kiel und dem Brahmanen, dem Diplomphysiker Chaterjee und anschließend mit Maharishi durchgesprochen. Seine Quintessenz, die ich bereits dargelegt habe, ist: »Yoga ist das Zur-Ruhe-Bringen der unruhigen Bewegungen der inneren Welt.« Die dafür verwendeten Mantren wirken wie Medikamente (nach Maharishi), wobei die Mantren keine Nebenwirkungen haben.

Bis 1970 war die Transzendentale Meditation (ein anderes Wort für Yoga) aufstrebend und es nahmen hauptsächlich Naturwissenschaftler, Mediziner, Juristen und der Hochadel daran teil und das Ganze war hochwissenschaftlich. Dann kippte die Bewegung, junge Leute um die 20 Jahre gewannen die Oberhand und transformierten die Yoga-

Bewegung zu etwas Esoterischem. Die Akademiker verschwanden. Zu diesem Zeitpunkt sah Maharishi, dass er sein Ziel nicht mehr erreichen konnte und beließ es bei der Veröffentlichung des ersten Teils, während der zweite Teil – gesperrt für die nächsten zweihundertfünfzig Jahre – in London hinterlegt wurde.

2.4.3 Wege der Beseitigung

Die Wissenschaft hat seit 1900 eine Reihe von Methoden entwickelt, die es ermöglichen, den Menschen so weit wie möglich von den Auswirkungen verdrängter, unverarbeiteter Erlebnisse bzw. von den Auswirkungen blockierter Erlebnisse zu befreien oder diese abzuschwächen. Zudem können diese Methoden dazu beitragen, die Bildung neuer Blockaden zu verhindern. Im Folgenden werden einige dieser Methoden vorgestellt.

1.4.3.1 Entspannungsmethoden

Eines der bekanntesten Verfahren zur Selbstregulation ist das Autogene Training nach J. H. Schultz, das 1960 entwickelt wurde. Dabei wird davon ausgegangen, dass psychische und körperliche Verspannungen bzw. Verkrampfungen eng miteinander verbunden sind und möglicherweise im letzten Schritt sogar identisch sind.

Das Verfahren wird in zwei Stufen unterteilt: In der Unterstufe wird vor allem eine Entspannung des Körpers und eine Umschaltung vegetativer Funktionen angestrebt. In der Phase der Oberstufe geht es um die Reifung und Harmonisierung der Gesamtpersönlichkeit.

Eine autogene Versenkung von 5 bis 20 Minuten hat eine erfrischende und leistungsteigernde Wirkung: Ärger klingt ab, emotionale Verkrampfungen lösen sich, und echte Gefühle vertiefen sich. Darüber hinaus ist eine Selbstregulation unwillkürlicher Körperfunktionen wie der Blutverteilung und der Herzfrequenz möglich. Klinisch hat sich das Autogene Training erfolgreich bei einer Vielzahl von Beschwerden bewährt, darunter vasomotorische Störungen, nervöse Herzbeschwerden, Asthma bronchiale sowie Störungen des Magen-Darm-Kanals und viele weitere.

1.4.3.2 Suggestivtherapie

Hierzu gehört die indirekte Suggestion, die durch eindrucksvolle, aber unspezifische Heil- und Beruhigungsmittel, wie sie im sogenannten Placebo-Effekt zum Tragen kommt. Des Weiteren gibt es die direkte Suggestion im Wachzustand, bei der das Bewusstsein des Patienten beeinflusst wird, um eine bestimmte Veränderung oder Heilung zu bewirken. Eine weitere Form ist die intellektuell aufklärende Wachsuggestion, auch als Persuasionstherapie bekannt, die von P. Dubois entwickelt wurde und auf rationale Argumente setzt, um den Patienten zur Einsicht und Veränderung zu führen. Schließlich gibt es die Suggestion im Zustand der Hypnose, bei der die Person in einen tranceähnlichen Zustand versetzt wird, um eine tiefere Suggestibilität zu erreichen. Eine besondere Form dieser Suggestion ist die Kombination von Hypnose und Autogenem Training, die als fraktionierte Aktivhypnose bezeichnet wird und von Kretschmer 1949 beschrieben wurde. Diese Methode nutzt die entspannenden Techniken des Autogenen Trainings zusammen mit den hypnotischen Zuständen, um die Wirkung beider Verfahren zu verstärken.

1.4.3.3 Analytische Behandlung

In der Psychoanalyse wird von den Patienten erwartet, dass sie sich völlig ihren Einfällen hingeben, selbst wenn diese sinnlos, ungeordnet oder anstößig erscheinen. Der Patient und der Therapeut arbeiten gemeinsam daran, diese Einfälle zu deuten. Dabei spielt die Aktualisierung alter Gefühlsbeziehungen, die in Form einer »Übertragung« auf den Therapeuten auftreten, eine zentrale Rolle. Durch diese Übertragung erkennt der Patient schließlich seine blockierten Erlebnisse, die zu neurotischen Fehlhaltungen geführt haben.

Eine solche Behandlung kann bei 4 bis 5 Sitzungen pro Woche über mehrere Jahre hinweg andauern. Es ist daher nicht überraschend, dass etwa 30 % der Patienten eine psychotherapeutische Behandlung vorzeitig abbrechen. Aufgrund der hohen Kosten und der begrenzten Zahl ausgebildeter Psychotherapeuten ist eine solche Therapie ohnehin nur für wenige Patienten zugänglich.

1.4.3.4 Transzendentale Meditation

Die »transzendentale« Meditation weicht wesentlich von den bisher beschriebenen Methoden ab. Sie erfordert nur ein Minimum an Anleitung und Unterstützung. So einfach das Verfahren an sich ist, so schwer ist es, es zu erklären, da ein wirkliches Verständnis ohne Eigenerfahrung (die sich jedoch leicht gewinnen lässt) kaum möglich ist.

Der Erfolg hängt entscheidend von der sachverständigen Einweisung ab. Besonders in der Anfangszeit der Meditation ist eine Außenreizverarmung (Ruhe, ein nicht zu heller Raum) sehr hilfreich. Die Augen müssen geschlossen sein, und es ist eine aufrechte Haltung (ruhiges, bequemes Sitzen) einzunehmen. Die Person, die in die transzendentale Meditation eingeführt wird, übt sie unter Anwendung eines passenden Wortklangs (Mantrum bzw. Mantra), welcher vom Lehrer für sie ausgesucht wird.

Eliade (1960) nennt eine Reihe solcher Wortverbindungen, von denen jedoch nur einige für die Meditation verwendet werden. Jacobs (1965) berichtet über einen passenden Wortklang und dessen Wirkung bei Mahatma Gandhi (nach dessen Buch »Ramanama, The Infallible Remedy«): Als er ein Kind war, fürchtete er sich vor Geistern und Gespenstern. Um ihm von dieser Angst zu befreien, schlug ihm sein Kindermädchen vor, Ramanama zu wiederholen. Was er damals lernte, wurde für ihn ein Leitstern an seinem geistigen Firmament. (Vanselow, 1968)

3 DIE MEDITATION: ANLEITUNG ZUR YOGA-ÜBUNG

3.1 Einleitung

3.1.1 Die innere geistige Welt und die Außenwelt

Jeder Mensch hat mehr oder weniger emotionale oder rationale Stimmungen sowie eine Geisteswelt, die sowohl von innen als auch von außen beeinflusst werden kann. Ähnlich wie die Graugänse, die nach Konrad Lorenz Stimmfühlungskontakte untereinander haben, sind auch die Menschen, ohne es bewusst zu merken, beeinflussbar.

Wenn bei den Graugänsen eine Gans nicht mehr weiterfliegen kann, gibt sie einen Landewortklang von sich. Dieser Wortklang, der wiederholt wird, soll die anderen umstimmen, ebenfalls zu landen. Darauf antworten die anderen je nach ihrer Stimmung mit Weiterflieg- oder Landewortklängen. Der Wortklang, der am deutlichsten vorgetragen wird, stimmt die anderen darauf ein, und sie handeln entsprechend.

Unsere Sprache kennt neben konstruierten Worten wie »Flak« (Abkürzung für Flieger-Abwehr-Kanone) oder Nachahmungsworten wie »Rascheln«, »Quitschen« oder »Knarren« auch Wortklänge, die unsere Stimmung beeinflussen und deren Inhalt uns in eine bestimmte Richtung lenkt. Leider ist uns in der heutigen Zeit die Bedeutung dieser Wortklänge oft verloren gegangen.

In den Meditationen der Naturreligionen werden solche Wortklänge auch heute noch verwendet. Es gibt bestimmte Klänge, die durch ständiges inneres Wiederholen unruhige Gedanken (wie etwa den »Zwang«, immer an etwas denken zu müssen) in der inneren geistigen Welt des Meditierenden zur Ruhe bringen. Wenn der Meditierende Fortschritte in seiner Praxis macht, öffnet sich ihm eine neue Welt, die er als getrennt von der Welt vor und nach der Meditation erlebt. Bei weiteren Fortschritten verschmelzen diese beiden Welten (sie werden »einspitzig«) und werden zu einem einzigen Erlebnis.

Dieses Erlebnis kann auch spontan auftreten. Manchmal wird es, ohne dass man jemals meditiert hat oder weiß, was Meditation eigentlich ist, ausgelöst durch die Beobachtung der Natur, etwa das Herunterfallen eines Blattes oder bestimmte Stellen in der Musik. In solchen Momenten nimmt man die Natur viel intensiver wahr, sieht die Farben klarer, so wie man sie vorher nicht kannte. Alle Sinneswahrnehmungen können zugleich intensiver erlebt werden – Gerüche, die man zuvor nicht wahrgenommen hat, werden plötzlich deutlich.

Bei einer Spontanversenkung hat sich bei den Sinnesorganen selbst nichts verändert. Bei einer Sehschwäche etwa hat sich nichts an der Augenfunktion geändert, sondern es hat sich die Art der Verarbeitung im Gehirn, in den Bereichen der Sinneswahrnehmung, verändert – von grober hin zu feineren, differenzierteren Verarbeitungsprozessen. Das gleiche gilt für das logische Denken. Man beginnt, Zusammenhänge und Details zu erkennen, die zuvor nicht existiert zu haben schienen, als ob man vorher durch einen dichten Schleier wahrgenommen hätte, der sich nun aufgelöst hat. Diese neue Sichtweise fühlt sich jedoch zunächst fremd an. Man hat Schwierigkeiten im Umgang mit den Mitmenschen, die einem oft vorwerfen, man sei verrückt. Um mit ihnen zu kommunizieren, muss man sich auf deren »grobes« Denkniveau begeben und sich langsam und vorsichtig in die feineren Denkräume vorarbeiten, um verstanden zu werden.

Bei einer Spontanversenkung verblasst die Fähigkeit, feiner zu denken, jedoch bereits nach drei Tagen. Heutzutage kommen Spontanversenkungen selten vor, da der Kontakt zur Natur oder das Versinken in Musik, welche diese Erlebnisse begünstigen, durch moderne Medien wie Fernsehen, Computer und Handys erschwert wird.

Manchmal kann diese Erfahrung auch als angenehmer, alles durchdringender Herzschmerz empfunden werden, als ob ein göttlicher Pfeil das Herz getroffen hätte. Diese Erlebnisse sind stets mit einem Gefühl unendlicher innerer Ruhe und einem ruhigen Glücklichsein (ananda) verbunden. Die innere Gedankenwelt ist dann zur Ruhe gekommen, und man kann mit einer Klarheit denken, die man vorher nicht gekannt hat. Dieses Erlebnis klingt in den nächsten Tagen ab, aber es kann sich wiederholen. Es vermittelt ein Wissen von der Einheit der inneren und äußeren Welt. Die neurotische Unruhe, die dazu führt, dass man innere und äußere Welt als getrennt empfindet, wird als Ursache erkannt, während in Wirklichkeit beide eine Einheit bilden. Man weiß, dass es sich um Wissen handelt, nicht um eine Meinung. Auch wenn die Erlebnisse der verschiedenen Personen unterschiedlich sein können, ergänzen sie sich und werden als Bereicherung empfunden. Durch Meditation kann man diese Erlebnisse dauerhaft erreichen.

3.1.2 Die Zweckgerichtetheit der Meditation

Bei der Beschäftigung mit Yoga oder Meditation stellt sich die Frage nach deren Sinn oder Nutzen. Mancher Meditierende wird diese Frage scharf zurückweisen und behaupten, er praktiziere aus erhabenen Gründen, oft unter Berufung auf religiöse, mystische oder andere, nicht naturwissenschaftlich fassbare Motive. Andere wiederum meditieren aus Neugier oder weil Bekannte es ebenfalls tun. Diese verschiedenen Motive sollen hier jedoch nicht näher untersucht werden.

Die Frage nach dem rein materiellen Nutzen stellt sich nicht nur aus naturwissenschaftlicher Perspektive, sondern auch aus der Sicht der Bhagavad-Gita. So sagt Maharishi, dass die Menschen versuchen, den höchsten Vorteil für sich zu erreichen, indem sie sich selbst durch Meditation völlig dem göttlichen Prinzip (kṛṣṇa), als Inkarnation des Puruṣa, ausliefern (Bhg IV, 11, K. M.). Weiter heißt es, dass der Mensch sich von den Eigenschaften befreien müsse, die nicht zu ihm gehören (Bhg II, 45, K. M.). Durch Meditation wird ein Erkenntnisprozess angestoßen, der sich nach traditionellem Schema in sieben Stufen vollzieht. Dieser Prozess führt von der klaren Erkenntnis des zu Beseitigenden (duḥka) bis hin zur Erkenntnis des Seins (puruṣa) in strenger Folge (Y S II, 27).

In den Yoga-Merksprüchen (Yogasutren) des Patañjali heißt es in der Übersetzung von Hauer:

1. Dieses ist die Unterweisung über den Yoga.
2. Der Yoga ist das Zur-Ruhebringen der Bewegungen der inneren Welt.
3. Dann tritt der Seher (der Puruṣa) in seiner selbsteigenen Wesensform heraus.
4. Sonst ist er in einem Zustand, der den Bewegungen (der seelischen Welt) konform ist.

Damit ergibt sich für die Meditation eine klare Zweckgerichtetheit: Es soll etwas erreicht werden. Was nicht zu mir gehört, soll zur Ruhe gebracht und schließlich beseitigt werden. Dieses »Nichtzu-mir-Gehörende« ist in mir aktiv, schränkt meine Persönlichkeit ein und täuscht mir vor, es sei meine wahre Persönlichkeit. Die Wolke des Nichtwissens, die mein Bewusstsein trübt, wird als meine Persönlichkeit wahrgenommen.

Wird in der Meditation das, was nicht zu mir gehört, stufenweise beseitigt, so treten bisher verborgene Eigenschaften des Menschen zutage. Diese Eigenschaften, die nun sichtbar werden, werden in der Samkhya-Philosophie beschrieben. Das zu Beseitigende wird dort nicht näher analysiert, jedoch an anderer Stelle in der indischen Philosophie eingehender behandelt. Ein ausführlicherer Untersuchungsgegenstand ist es auch in der Medizin.

3.2 Reizverarmung als Voraussetzung

3.2.1 Beeinflussung

Beeinflusst wird die Meditation durch Chemikalien etc.: Pharmaka, die auf die Hirnrinde erregend wirken, erschweren die Meditation, wie etwa Kaffee (Koffein) oder Tee (Teein). Ebenso erschweren auch erregende Spirituosen die Übung. Dagegen können dämpfend ermüdende Spirituosen in manchen Fällen, aber auch nur in manchen Fällen, die Meditation erleichtern. Fieberhafte Infektionskrankheiten machen eine Versenkung vollständig unmöglich. Affekte behindern die Möglichkeit einer Versenkung.

3.2.2 Raum

Für die Meditation ist ein ruhiger, nicht überwärmter, eher kühler, etwas abgedunkelter Raum zu benutzen. Man erreicht damit eine Außenreizverarmung. In der Bhg VI, 10 heißt es: »Lasse den Yogi immer sich selbst sammeln, indem er in Abgeschlossenheit bleibt, allein...«

Abgeschlossenheit ist wesentlich, weil der Prozess der Meditation, der für den Geist ein direkter Weg zum transzendentalen Seligkeits-Bewusstsein ist, ein sehr empfindlicher ist. Er muss seinen Weg unbehindert gehen können. Wenn der Platz der Meditation nicht abgeschlossen ist, gibt es größere Möglichkeit für eine Störung. Während der Meditation beschäftigt der Geist sich mit den tieferen Ebenen des Denkprozesses; wenn er gestört und plötzlich in die groben Bezirke der sinnlichen Wahrnehmung gerissen wird, dann wird er einem großen Kontrast zwischen den feinen und den groben Feldern der Wahrnehmung ausgesetzt. Dieser plötzliche Kontrast wird sich nachteilig auf den Ernst des Geistes auswirken und das Nervensystem aus der Fassung bringen (MMY).

3.2.3 Alleinsein

Wenn ein Mensch nicht allein meditiert, dann wird das Gefühl, dass sich jemand um ihn herum befindet oder ihn beobachtet, den ebenmäßigen Verlauf des Überschreitungs-Prozesses verhindern. Jeder solcher Einflüsse, die den Weg des Geistes zum Seligkeits-Bewusstsein verlangsamen, wird unangemessene Anstrengung für den Geist verursachen und eine entsprechende Spannung des Nervensystems herbeiführen (MMY zu Bhg VI, 40)

3.2.4 Bekleidung

Es ist darauf zu achten, dass man nicht durch unbequeme Kleidung entweder rein mechanischer Art (Kragen usw.) oder durch Wärmestauung infolge unsachgemäß dichter Anzüge abgelenkt und gestört wird.

3.2.5 Essen

Man soll mehrere Stunden vor der Meditation nichts Schweres essen, um eine Reizverarmung der Bauchgegend zu erzielen. Ein voller Magen lässt eine Entspannung des Magens nicht zu und man bekommt während der Meditation Bauchdrücken und manchmal Übelkeit, was die Meditation als Reizeinfluss stört. Zur Reizverarmung der Bauchgegend gehört aber auch, dass keine Hungergefühle wie Magenknurren usw. die Meditation stören. Hier hilft das Essen einiger Kekse oder auch leicht verdaulicher Speisen in geringer Menge vor der Meditation. Nach dem Essen sollte man aber einige Minuten warten, damit nicht unnötiger Speichelfluss die Meditation stört.

3.2.6 Informationsaufnahme

In der Bhg VI, 16 heißt es: »Yoga ist in der Tat nicht für den, der zu viel isst, noch für den, der überhaupt nichts isst.« »Isst« und »essen«: Diese Worte bezeichnen das Füttern der Sinne mit ihren Objekten. Die Sinne sollten mit den Objekten ihrer Genüsse nicht so überreichlich versorgt sein, dass eine Übersättigung entsteht, noch sollten sie vollständig ihrer Erfahrung beraubt werden.

Ihre Ernährung begrenzen bedeutet, in der Meditation die Sinne nicht mit ihren Objekten füttern, sich nicht mit der Ausführung einer Handlung oder selbst mit einem Gedanken zu beschäftigen. Dieses Nichtbeschäftigtsein verursacht eine Reduzierung der Umwandlung von Tageserlebnissen in die Versenkung, die wiederum eine Abschwächung der Atemtätigkeit zur Folge hat.

3.2.7 Sitzen, die Körperhaltung in der Meditation

Nicht ganz unwichtig ist die Körperhaltung in der Meditation. Sie wird eingehend in der Bhagavad-Gītā behandelt. In IV, 11 heißt es: An reinem Orte richte er sich einen festen Sitz (āsana) her (Hauer 1958). Maharishi Mahesh Yogi führt dazu aus: »Die Meditation ist in sitzender Stellung und nicht liegend oder stehend auszuführen. Wenn der Geist träge (beim Liegen) ist, neigt er zur Schläfrigkeit, er verliert die Fähigkeit zu erfahren. Wenn er sehr aktiv (beim Stehen) ist, bleibt er auf dem Gebiet der groben Erfahrung. Ein normaler Zustand des Geistes ist für den Anfang der Meditation notwendig.«

Zu meditieren heißt, den Geist in das Selbst hinein sinken zu lassen. Der Prozess des Sinkens kann nicht beginnen, wenn der Geist zu aktiv ist, wie er es sein muss, wenn der Körper steht. Beide, der Platz und der Sitz, sollten der Meditation förderlich sein. Der Meditierende sollte sich behaglich und wohl fühlen. In der Bhagavad-Gītā, Kapitel IV Vers 13 heißt es: fest, den Körper, Kopf und Nacken aufrecht und ruhig haltend, seinen Blick auf die Front seiner Nase gerichtet, ohne in irgendeine Richtung zu schauen.

Maharishi Mahesh Yogi kommentiert dazu: »Die Kunst der festen Haltung ist hier beschrieben. Wenn Nacken und Kopf aufgerichtet sind in einer Linie mit der Wirbelsäule, dann ist der Weg für den Atem frei, Einatmung und Ausatmung sind glatt und ungehemmt.

Damit scheidet die Möglichkeit irgend einer unnatürlichen Bewegung des Körpers aus. Um nun den Geist, die Sinne und den Atem gleichzuschalten, wird die Aufmerksamkeit auf die Front seiner Nase gerichtet, auf den Punkt, wo der Atem und die normale Linie des Blickes sich begegnen. Die Absicht ist, das Zusammenwirken zwischen den Tätigkeiten des Geistes, der Sinne und des Atems herzustellen und jegliche Abnormalitäten dieser Funktionen auszumerzen. Es beruhigt den Geist und macht ihn einspitzig (ekāgratā); es stillt die Sinne und verfeinert den Atem.«

»Seinen Blick gerichtet« bedeutet: den Blick hinrichten und wieder freigeben, nicht fortgesetzt starren. »Ohne in irgend eine Richtung schauen« heißt erstens, nicht nach hier und dort sehen; zweitens, auch in Richtung der Nasenfront nicht festhalten; und drittens, die Augen schließen. Die hier gegebene Belehrung wird allgemein als notwendige Konzentration auf die Nasenspitze missverstanden. ŠANKARA sagt, dass, wenn eine Fixierung des Blickes auf die Nasenspitze gemeint wäre, so würde der Geist bei der Nase gelassen, aber ohne Gott (puruṣa). Die beschriebene Haltung ist frei von irgendeiner Anspannung des Körpers, des Geistes, der Sinne oder des Atems (MMY).

Über den vollkommenen Sitz des Yoga schreibt J. L. Schmitt in seiner »Atemheilkunde«: »Der ständige Kampf gegen den besonders für die Atmung sehr schädlichen Haltungsverfall, für unsere Sitzweise charakteristisch, fehlt nahezu völlig bei dem Typ des sogenannten vollkommenen Sitzes des Yoga. Durch die freie Basis der verkreuzten Beine, die hier nicht in hämodynamisch ungünstiger Weise senkrecht nach unten hängen, sondern waagerecht und entspannt für den aufrechten Rumpf eine solide Stütze abgeben, ist es eine mühelose Annehmlichkeit, den Rumpf gerade und den Schultergürtel – schön und souverän – in atemphysiologisch optimalem Abstand vom Brustkorb zu halten. Halswirbelsäule und Kopf ruhen aufrecht über der aufrechten Rumpfwirbelsäule, da die Notwendigkeit zu »ausgleichenden« Verkrümmungen hierbei entfällt. Die obere Atmung hat damit freien Bewegungsspielraum, ebenso wie auch die untere Atembewegung, die durch den aufrecht gestreckten Rumpf nirgendwo behindert und eingeengt wird« (Schmitt 1956).

Wie aus alledem hervorgeht, beansprucht die Durchführung der Übungen ein hohes Ausmaß von Entschlossenheit, Geduld und Beharrlichkeit und somit von Tugenden, die – wie jeder Arzt weiß – bei Patienten leider selten vorhanden sind. Auch Maharishi Mahesh Yogi empfiehlt daher nur eine bequeme Sitzweise. Nur: Ist unsere Sitzweise wirklich bequem?

Beides, der Platz und der Sitz, sollten der Meditation förderlich sein und der Meditierende sollte sich behaglich und wohl fühlen. In der Bhg VI, 13 heißt es weiter: »fest, den Körper, Kopf und Nacken aufrecht und ruhig halten…«. Wenn Nacken und Kopf aufgerichtet sind in einer Linie mit der Wirbelsäule, dann ist der Weg für den Atem frei, Einatmung und Ausatmung sind glatt und ungehemmt und der Körper kann sich nicht unnatürlich bewegen.

Zur Himmelsrichtung beim Sitzen wird nichts gesagt. Es wird aber als angenehm empfunden, wenn der Sitz nach der Sonne hin ausgerichtet ist.

3.2.8 Hände

Beim Meditieren sollen die Hände auf dem Schoß gefaltet sein.

3.2.9 Augen

Nach dem Hinsetzen sollte man eine Weile mit offenen Augen ausruhen, bis man vom Tagesgeschehen abgeschaltet hat. Dann erst sollen die Augen geschlossen werden. Wenn sie sich öffnen wollen, öffnen. Dieses wird so oft wiederholt (einige Minuten), bis die Augen geschlossen bleiben. Manchmal erleben Anfänger »wellenförmig anmutendes Zufallen und anschließendes Vibrieren der Augenlider, das langsam nachlässt. Manche empfinden es zunächst als unangenehm. Auf das Normale hingewiesen, blasst das störende Erlebnis bald ab« (Langen 1967, Seite 13).

In der Bhg VI, 13 heißt es: »…seinen Blick auf die Front seiner Nase gerichtet, ohne in irgend eine Richtung zu schauen…«. Das heißt: Den Blick hinrichten und wieder freigeben, nicht fortgesetzt starren, nicht nach hier und dort sehen auch in Richtung der Nasenfront nicht festhalten. Um nun den Geist, die Sinne und den Atem gleichzuschalten, wird die Aufmerksamkeit auf die Front seiner Nase gerichtet, auf den Punkt, wo der Atem und die normale Linie des Blickes sich begegnen. Die Absicht ist, das Zusammenwirken zwischen den Tätigkeiten des Geistes, der Sinne und des Atems herzustellen und jegliche Abnormalitäten dieser Funktionen auszumerzen. Es beruhigt den Geist und macht ihn einspitzig (ekāgratā); es stillt die Sinne und verfeinert den Atem. »Seinen Blick gerichtet« bedeutet: den Blick hinrichten und wieder freigeben, nicht fortgesetzt starren. »Ohne in irgend eine Richtung schauen« heißt erstens, nicht nach hier und dort sehen; zweitens, auch in Richtung der Nasenfront nicht festhalten; und drittens, die Augen schließen. Die hier gegebene Belehrung wird allgemein als notwendige Konzentration auf die Nasenspitze missverstanden.Šankara sagt, dass, wenn eine Fixierung des Blickes auf die Nasenspitze gemeint wäre, so würde der Geist bei der Nase gelassen, aber ohne Gott (puruşa). Die beschriebene Haltung ist frei von irgendeiner Anspannung des Körpers, des Geistes, der Sinne oder des Atems (MMY).

In der Bhg V, 27 heißt es: »... mit dem Sehen innerhalb der Augen brauen ...«, d. h., dass das Sehen von innerhalb der Augenbrauen nach außen gerichtet ist – es geht von hinter den Augenbrauen aus und wird mit geschlossenen Augen wahrgenommen. Es ist der gänzlich entspannte und mühelose Zustand der Augenmuskeln. Es beruhigt das ganze System und hat gleichzeitig die Wirkung, dass »äußere Kontakte draußen« gelassen und »die eingehenden und ausgehenden Atemzüge« ausgeglichen werden. Dieser Punkt ist in weitem Umfang missverstanden und der Vers falsch übersetzt worden im Sinne einer Befürwortung der Konzentration des Blickes auf die Stelle zwischen den Augenbrauen.

3.2.10 Atem

In der Bhg V, 27 heißt es: »...nachdem die eingehenden und ausgehenden Atemzüge, die durch die Nasenöffnung fließen, ausgeglichen sind...«. Dieser Satz bedeutet, dass während der Meditation durch die Nase und nicht durch den Mund geatmet werden soll. Weiterhin wird gesagt, dass ein Zustand der Ausgeglichenheit zwischen den eingehenden und ausgehenden Atemzügen hergestellt werden sollte. Diese Ausgeglichenheit besteht darin, dass die Atemzüge gleichmäßig in wechselnder Richtung fließen und dass dieses Fließen nachlassen und schwächer werden sollte, um schließlich zum Stillstand zu kommen. Dieses wird in der Regel vom Meditierenden nicht bemerkt.

3.2.11 Schlaf

Es wird hier angenommen, dass, wenn der Mensch zu viel schläft oder sich zu viel wach hält, er es schwer finden wird, sich über die Zustände von wach und schlafen hinaus zu heben. Darüber hinaus zu steigen, ist für Yoga jedoch absolut wesentlich. Es ist ein allgemein anerkannter Grundsatz, dass alles im Überfluss schlecht ist. Dem Körper sollte die nötige Ruhe gegeben werden und man sollte sich mit Tätigkeit beschäftigen, aber nicht bis zur Erschöpfung. (Kommentar zu Bhg VI, 16)

3.2.12 Mäßigkeit der Anstrengung in Tätigkeit

Auch in der Arbeit sollte man sich nicht überanstrengen. Das setzt zuerst voraus, dass man kräftig genug sein sollte, um nicht zu ermüden – mit anderen Worten: man sollte tatkräftig, wach und frei von Trägheit sein. Zweitens sollten Tätigkeiten in Übereinstimmung mit dem eigenen dharma sein, vereinbar mit den Gesetzen der Natur, andernfalls wird die Natur ihren stillen Protest gegen das Bestreben aufbieten und man ist gezwungen, unnötige große Anstrengungen in den Tätigkeiten anzuwenden. Es sollte nicht so verstanden werden, dass »mäßige Anstrengungen in Tätigkeit« eine Vorbedingung für Yoga ist. Diese Eigenschaft wächst mit der fortschreitenden Übung. (Kommentar zu Bhg VI, 17)

3.2.13 Kein Nachahmen

In Bhg II, 57 heißt es: »Er, der keine ungebührliche Neigung für irgendetwas hat, der weder frohlockt noch zurückweicht, wenn Gutes oder Schlechtes ihn trifft, dessen Intellekt ist standhaft.« Maharishi Mahesh Yogi kommentiert dazu: »Mancher Kommentator hat bei der Behandlung dieser Verse die Idee eingeführt, dass man, um den Zustand des gefestigten Intellekts zu erreichen, versuchen sollte, leidenschaftslos und gleichgültig zu sein. Aber im Bereich des Benehmens und der Erfahrung verursacht die Anstrengung des Bestrebens, teilnahmslos und gleichgültig zu sein, und des Versuches, eine Stimmung der Gelassenheit in Freude und Schmerz zu beweisen, nur unnatürlichen, unangemessenen Druck auf den Geist, der die Entwicklung eines unnatürlichen und verborgenen Zustandes der inneren Persönlichkeit zur Folge hat. Eine solche Art der Übung hat geholfen, Stumpfsinnigkeit, Unaufrichtigkeit und Spannung im Namen des geistigen Wachstums ins Leben zu tragen.«

Dieser Vers kann niemals im Sinne von Stimmungsmache oder Kontrolle des Geistes in dem Versuch, intellektuell Ausgeglichenheit zu leben, interpretiert werden. Er deckt auf, dass der Mensch standhaften Intellekts von Natur aus im Nicht-Verhaftetsein gegründet ist.

Unglücklicherweise sind einige Übersetzer in der falschen Interpretation dieses Verses so weit gegangen, zu erklären, dass selbst der Genuss einer Blume in voller Blüte oder das Verschmähen einer verwelkten Blume zu verwerfen sei. Und diese Art, das Leben kalt und herzlos zu machen, ist als ein Weg zum Gewinn standhaften Intellekts empfohlen worden. Welche Grausamkeit dem Leben gegenüber!

Es ist ein Fehler, das Benehmen eines verwirklichten Menschen nachahmen zu wollen, während ein noch unverwirklichter Zustand besteht. Wenn ein armer Mann die Merkmale eines wohlhabenden Mannes annimmt und versucht, sich wie ein solcher zu benehmen, so kann daraus nur Spannung resultieren. Durch oberflächliches Nachahmen des Benehmens eines reichen Mannes kann er unmöglich reich werden. Ebenso ist das Benehmen eines Mannes von standhaftem Intellekt keine maßgebende Norm für einen, dessen Intellekt nicht festgegründet ist. Wenn er versucht, diesen Weg zu gehen, wird sein Leben kalt und der Qualitäten des Herzens und des Geistes beraubt werden.

Mit den äußeren Erscheinungen lässt sich die innere Umstellung nicht erzwingen. Im Vorwort zur Bhagavadgita schreibt Maharishi, dass der Begründer der Yoga-Philosophie, Patanjali, selbst falsch verstanden worden sei und dass die Ordnung der Stufen auf seinem achtfachen Pfad umgekehrt worden seien. Man interpretierte es so, dass die Übung im Yoga mit yama, niyama usw. (weltliche Tugenden) zu beginnen habe, wogegen man in Wirklichkeit mit samadhi anfangen sollte. Samadhi kann nicht durch die Übung von yama, niyama usw. erreicht werden, vielmehr kann Tüchtigkeit in den Tugenden nur durch wiederholte Erfahrung von samadhi gewonnen werden.

3.2.14 Frei von Neid sein

Neid ist eine Eigenschaft, die das Gleichgewicht stört und einem erlaubt, durch das dharma einer Bewusstseinsebene, die sich von der eigenen unterscheidet, ergriffen zu werden. Das ist eine große Gefahr, denn Neid ist dazu fähig, einen Menschen vom Pfad seiner eigenen Entwicklung abzuziehen. Einer, der ohne Neid ist, ist frei von dieser Gefahr. Solch ein Mensch fühlt sich durch nichts versucht, weil er zu absoluter Freiheit aufgestiegen ist. Was könnte er erstreben? (Kommentar zu Bhg IV, 22)

3.2.15 Zeit und Dauer der Meditation

Im Kommentar zur Bhg IV, 38 sagt Maharishi Mahesh Yogi: »Wir meditieren für ungefähr eine halbe Stunde, und nach dem Heraustreten widmen wir uns unserer Tätigkeit im praktischen Leben für ungefähr zehn Stunden. Nach Ablauf dieser Zeit beginnen wir zu empfinden, dass wir nicht mehr unter dem Einfluss der Morgen-Meditation stehen. Wir meditieren wieder in der gleichen Weise und lassen wieder den Einfluss verblassen, indem wir ins praktische Leben treten.«

Morgens und abends jeweils eine halbe Stunde zu meditieren ist der Weg. Während der Meditation ist Reizverarmung eine grundlegende Voraussetzung. Nach jeder Meditation verblasst ihr Einfluss allmählich. Auch während dieser Abklingphase, idealerweise für mindestens eine halbe Stunde, ist Reizverarmung erforderlich, um die Wirkung des nachlassenden Einflusses zu unterstützen.

3.2.16 Die Meditation unterstützende Atemübung Sukha Pranayama (bequeme Atemübung)

1. Nehmen Sie eine bequeme Stellung ein.
2. Schließen Sie das rechte Nasenloch mit dem rechten Daumen.
3. Atmen Sie langsam durch das linke Nasenloch ganz aus.
4. Atmen Sie durch dasselbe Nasenloch geräuschlos ein und
5. schließen Sie es mit dem Mittel- und Ringfinger der rechten Hand,
6. während Sie das rechte Nasenloch öffnen, um auszuatmen.
7. Atmen Sie geräuschlos langsam und völlig durch das rechte Nasenloch aus.

8. Atmen Sie wieder in gleicher Weise durch das rechte Nasenloch ein.
9. Wiederholen Sie diesen Vorgang 4 bis 5 Minuten lang.

Wirkung: Die Übung soll Lungen und Herz kräftigen, die Verdauung verbessern, das Nervensystem »reinigen«, Energie bewahren und daher der Meditation hilfreich sein.

3.2.17 Körperfühlen als Reizverarmung

Körperfühlen, wie es zum Beispiel im Autogenen Training verwendet wird, kann als Reizverarmung bei kalten Füßen dienen. Anfänger werden manchmal während der Yoga-Übungen durch kalte Hände und andere störende Körperempfindungen abgelenkt. In solchen Fällen helfen Körperfühlübungen als Mittel zur Reizverarmung, die die Yoga-Übungen zwar unterbrechen, jedoch nach Behebung der Störung eine störungsfreie Fortsetzung ermöglichen.

3.2.18 Einnahme vom Arzt verschriebener Medikamene

Zur Reizverarmung gehört auch, den Körper gesund, das heißt meditationsfähig, zu halten. Dies wird erreicht durch medizinische Versorgung und die ärztlich verschriebene Einnahme von Medikamenten.

3.3 Das Mantra

3.3.1 Yoga-Übung, Transzentale Meditation

Maharishi Mahesh Yogi nannte die Yoga-Übungen nach den Yoga-Merksprüchen »Transzendentale Meditation« und bezog sich dabei auf die Meditation mit Mantra. Das Wort »Meditation« hat in unserem Sprachgebrauch jedoch eine andere Bedeutung. Hierbei stellt man sich in der Regel die Vorstellung eines Objektes (z. B. einer Blume, eines Tieres, eines Steins), eines Bildes (wie einer Madonna oder einem Heiligenbild), eines Begriffs (wie Glaube, Habsucht, Stolz) oder eines Textes (z. B. Bibeltexte) vor. Dabei soll man sich in das Objekt hineinversetzen und es aus allen Blickwinkeln betrachten.

Der einfachste und weitestgehende Weg wird in den Yogamerksprüchen beschrieben: »Der Yoga ist das Zur-Ruhebringen der Bewegungen der inneren Welt. Dann tritt der Seher (der Puruṣa) in seiner selbsteigenen Wesensform heraus. Sonst ist er in einem Zustand, der den Bewegungen (der seelischen Welt) konform ist« (Hauer, 1958). Das bedeutet, unabhängig zu werden von täglichem Stress und den Neurosen und damit ein volles, gesundes Leben zu führen, das gefeit ist gegen Stress und Neurosen. Dies ist der wahre Sinn der Meditation nach den Yogamerksprüchen.

Abseits dieses klassischen Yoga stehen Fixierungen auf äußere Gegenstände (wie Nasenspitze, Nabel, Sonne usw.) sowie die Haṭhayoga-Āsanas, die im Grunde reines Fakirtum darstellen. Die Hinwendungsobjekte des klassischen Yoga sind jedoch stets innerlicher Art.

Frauwallner (I, S. 133) definiert den Begriff Yoga folgendermaßen: Unter Yoga versteht der Inder das Streben, vermittels systematischer Schulung des Körpers und Geistes, auf dem Wege innerer Sammlung durch unmittelbares Schauen und Erleben die erlösende Erkenntnis oder die Erlösung selbst zu erlangen. Yoga ist also keine Lehre, sondern eine Methode, die mit verschiedenen Lehren in Verbindung treten kann.

Maharishi Mahesh Yogi sagt: »Religion ist eine Lehre – Transzendentale Meditation ist eine Methode, die unter anderem auch von mir unterrichtet wird und mit jeder Religion in Verbindung treten kann.«

3.3.1.1 Die Macht der Mantren-Meditation

Die Mantren sind Werkzeuge, um Yoga auszuüben und die Natur – sowohl die innere als auch die äußere – zu meistern, und zwar rein geistig. Sie sind wortähnliche Gebilde, Klänge, Töne, Schwingungen, Wortklänge oder Schlüsselworte, die einem helfen, sich auf die verschiedenen Stufen der Meditationsübungen zu konzentrieren. Mantra-Denken ist das meditative, innerliche Summen eines bestimmten Mantren. Die Murmelung dieses Symbolwortes ist eine unbewusste Vergegenwärtigung seines Bedeutungsgehaltes.

Der »Meister« (ācārya) ist der Hüter der Kenntnis über die Mantren und hat die Aufgabe, alle Einwände, die gegen sie erhoben werden, zu beantworten (Bhg 488). Die Mantren existieren, um die Ausführung von Yajña zu unterstützen: Für jede Stufe gibt es ein anderes Mantra. Während der Ausführung des Yajña-Prozesses wird das Mantra vom Meister gesprochen, und in Übereinstimmung damit wird von anderen die Tätigkeit (Meditation) ausgeübt (MMY).

Mahatma Gandhi schreibt: »Das Mantra wird der Stab des Lebens und führt durch jede Feuerprobe. Es wird nicht wiederholt um der Wiederholung willen, sondern um der Reinigung (von vṛttis) willen, als eine Hilfe bei der Bemühung, um die direkte Führung von oben her. Es ist keine leere Wiederholung, denn jede Wiederholung hat eine neue Bedeutung und bringt uns immer näher zu Gott« (Jacobs, 1965).

Über das Mantra heißt es: Der gesamte Kosmos mit allen seinen Göttern, Seinsebenen und Seinsweisen manifestiert sich in einer bestimmten Anzahl von Mantren. Das Universum ist klingend, genauso wie es farbig, gestaltvoll, substanziell und in vielerlei Hinsicht wahrnehmbar ist. Ein Mantra ist ein »Symbol» im archaischen Sinn des Wortes; es ist sowohl die symbolisierte »Realität» als auch das symbolisierte »Zeichen». Es existiert eine verborgene »Korrespondenz» zwischen den »mystischen» Buchstaben und Silben und den subtilen Organen des menschlichen Körpers einerseits und zwischen diesen Organen und den im Kosmos schlummernden oder manifestierten göttlichen Kräften andererseits. Indem man mit einem »Symbol» arbeitet, »weckt» man alle Kräfte, die ihm entsprechen, und zwar auf allen Seinsebenen. Der Kosmos ist ein großes Gewebe magischer Kräfte, und dieselben Kräfte können durch die Techniken der mystischen Physiologie auch im menschlichen Körper geweckt oder geordnet werden (Eliade, 1960).

3.3.1.2 Beispiele aus dem täglichen Leben

Als dreizehnjähriger Junge habe ich Folgendes erlebt: Im Treppenhaus eines vierstöckigen Hauses hatte sich ein Singvogel verfangen. Wir Kinder öffneten das Fenster weit und versuchten, den Vogel durch Lärmen herauszujagen, der Vogel aber verfing sich immer mehr in den dunklen Ecken. Ein Brahmane im vierten Stock, der das Lärmen hörte, kam herunter und erkundigte sich nach unserem Tun. Er sagte uns, dass wir unsere Unruhe auf den Vogel übertrügen und er deshalb nicht frei handeln könne. Wenn wir ruhig seien, werde sich unsere Ruhe auf den Vogel übertragen und er werde das Richtige tun. Der Brahmane wies uns an, ganz ruhig auf den Treppenstufen zu sitzen. Nachdem wir ganz ruhig waren, hielt der Brahmane seine Hand hoch und hielt seinen Zeigefinger waagerecht, er sprach dann mit dem Vogel in einer uns unverständlichen Sprache, der Vogel setzte sich auf den Zeigefinger, und der Brahmane ging mit ihm die Stufen herunter und hielt ihn dann aus dem Fenster heraus. Dann sagte er zu uns, wenn er jetzt mit dem Vogel rede, werde er wegfliegen, vorher nicht. Und dann sprach er mit dem Vogel und der Vogel flog weg. Für den Steinzeitmenschen war diese Fähigkeit ein sehr großer Überlebensvorteil.

Ein anderes Beispiel: Als Vorsitzender eines Gremiums von 18 Universitätsprofessoren erlebte ich beim Ausarbeiten der Tagesordnung geistig die sehr lebendige Diskussion der geistig Anwesenden zu den einzelnen Tagesordnungspunkten und konnte so die einzelnen Beschlussprotokolle formulieren. Bei der Sitzung ein paar Tage später konnte ich nach einer sehr hitzigen Diskussion zum ersten Tagesordnungspunkt das Beschlussprotokoll zu diesem Tagesordnungspunkt vorlesen. Da regte sich einer der Teilnehmer auf: Der Vorsitzende habe ja schon alles schriftlich formuliert, warum werde nun 20 Minuten darüber diskutiert! Nun, das Gremium musste sich ja auch selbst zu dem Ergebnis durcharbeiten. Yoga-Übungen können doch sehr nützlich im Beruf sein.

Mantren kann man je nach Veranlagung mit allen Sinnesorganen wahrnehmen. So habe ich selbst erlebt, wie ein Mantra sich im Kopf verselbständigte, vom Kopf in den Bauchraum wanderte und sich dort an der Bauchwand entlang bewegte, von dort in den rechten Arm und von dort in die Zeigefingerspitze, wo es eine Zeitlang verweilte und dann wieder in den Kopf ging. Dieses Erlebnis war sehr irritierend.

Nach der Vorstellung früherer Menschen rufen die Visualisierung von Bildern oder Worten die Seelen der Betroffenen ins Gedächtnis und aktivieren sie. Aber die angesprochenen Seelen wirken auch im Gedächtnis bei dem, der sie aktiviert – besonders dann, wenn die Worte als Mantren wiederholt werden; sie beeinflussen so das Denken.

3.3.1.3 Einige Anmerkungen

Mantra-Listen sind für den Laien nicht brauchbar, da er nicht weiß, wie sie ausgesprochen werden, denn es ist schwierig, Wortklänge in Buchstaben wiederzugeben. Außerdem weiß der Laie auch nicht, welches Mantra oder welche Mantrenkombination für den Einzelnen infrage kommt.

Auf die Frage der Versenkungsdauer bei den Yoga-Übungen sagte Maharishi, dass die Mantren und Mantrenkombinationen, die er vergibt, immer zurückführend sind, d.h., man wacht von alleine wieder auf. Bei Anfängern ist sie kürzer, bei Erfahreneren ist sie länger.

Wegen der unter Umständen charakterverändernden Wirkung der Meditation mit Mantren wird vor eigenmächtigem Handeln sehr gewarnt. Jedes als Mantra benutzte Wort oder jeder Wortklang hat seine Wirkung. Beim Meditieren auf »Radio« ist die Wirkung auf den Meditierenden unbekannt, »Omo-Omo-Omo« usw. ruft das Erlebnis von etwas Kreisrundem hervor, dagegen ruft »Zicke-Zacke, Zicke-Zacke« das Gefühl von einem Gebilde mit spitzen Ecken hervor. Auch hier ist die Wirkung auf den Meditierenden unbekannt. Es ist wie mit chemischen Stoffen: Manche eignen sich als Medikament zur Heilung, andere bewirken nichts und wieder andere sind sehr schädlich. Wenn sie zur Anwendung kommen sollen, müssen sie vorher erprobt werden. Und so ist es auch mit der Anwendung von Mantren.

3.3.2 Vergleiche mit Ergebnissen der Verhaltensforschung

So wie es Schallnachahmungsworte gibt, wie knarren, murmeln, piepen, zischen, quietschen, rascheln usw., gibt es auch Wortklänge, die ein Gefühl, ein Verlangen oder ähnliches ansprechen oder hervorrufen, wie etwa das Landegeräusch oder Weiterfliegen der Graugänse, das Konrad Lorenz beschrieb. So entfalten auch Marschmusik und Wiegelieder ähnliche Wirkungen entsprechend ihrem Sinninhalt, und ebenso wirken die Mantren auf die Menschen.

Ein weiterer Hinweis auf diese Wirkung findet sich im Verhalten der Embryos. Der Embryo im Mutterleib kann ab einem bestimmten Zeitpunkt, wenn die dafür notwendigen Sinnesorgane entwickelt sind, hören und fühlen. Er schwimmt im Fruchtwasser der Fruchtblase, die sich im Mutterleib befindet. So kann er den Herzschlag der Mutter hören und die in der Bauchschlagader (Aorta abdominalis) langlaufenden Druckwellen fühlen. Schall und Druck: Bum-bum, Bum-bum, Bum-bum – dies ist die Welt des Embryos. Es scheint ihm nicht von außen zu kommen, sondern es durchdringt ihn. Der Herzschlag wird gleichzeitig als Klang und Druck empfunden. Dieses nur emotional empfindende Wesen nimmt die Welt als rhythmischen Kosmos wahr, von dem es selbst ein Bestandteil ist.

Man hat den Herzschlag einer ruhigen Mutter und den einer unruhigen Mutter auf Tonband aufgenommen und bei neugeborenen Babys abgespielt. Beim Abspielen des Herzschlages der ruhigen Mutter wurden die Babys im Saal nach wenigen Herzschlägen ganz ruhig; sobald jedoch der Herzschlag der unruhigen Mutter zu hören war, schrien alle Babys im Saal. Auch auf Geräusche außerhalb des Mutterleibs reagiert der ungeborene Embryo, wie etwa auf laute Passagen in der Konzertmusik, mit Strampeln im Mutterleib. Emotionale Regungen der Mutter, wie Angst oder Freude, spürt das Embryo durch Anspannung der Bauchmuskulatur oder durch Veränderungen im Hormonspiegel, die auch in seine Blutbahn übertragen werden. Der Embryo unterliegt dem gleichen allgemeinen Anpassungssyndrom wie die Mutter.

So wie für die Fische das Meer tönt und klingt und sich entsprechend bewegt und alles eine Einheit ist, so nimmt das Embryo die Stimmung der Welt wahr. Schallwellen und Druckwellen von außen durchdringen den eigenen Körper und vermischen sich mit den eigenen Geräuschen und Druckwellen, wie etwa beim Herzschlag der Mutter und des Kindes, sodass es scheint, als ob die Welt aus einer Substanz besteht und Ton und Druckwelle eins sind.

In den ersten sechs Lebensjahren befinden sich die Kinder in einer Art Versenkung, die mit Erlebnissen wie »Ich bin so groß bis zu den Wolken« einhergeht. Daher beginnt die Schule erst ab dem sechsten Lebensjahr, und das war auch schon bei den Römern der Fall.

Akustischer Kontakt scheint für Kinder lebensnotwendig zu sein. Waisenkinder ohne ausreichende Zuwendung – besonders durch Sprechen – sterben eher. So soll ein Hohenstaufenkönig Babys aufgezogen haben, ohne dass mit diesen gesprochen werden durfte, um festzustellen, welches die Ursprache sei, die die Kinder dann sprechen würden. Alle diese Babys starben (Chronik des Salimbene).

Für den, der schon Yoga-Übungen macht, ist die Vergabe weiterer Mantren, den »fertilizer«, kein Problem. Bei der Einführung dagegen kann eine feierliche Zeremonie hilfreich sein.

3.3.3 Die Yoga-Anweisungen

Die Anweisungen werden wie folgt beschrieben (Twen 1668): »Schließen Sie die Augen und denken Sie Ihr Mantra.« Über die erste Meditation heißt es (Twen 1668): »Die Übung bestand darin, dieses Wort vor mich hinzudenken und mich mit geschlossenen Augen der Klangfarbe, der wechselnden Intensität und dem wechselnden Rhythmus hinzugeben, in denen dieses Lautgebilde gedacht werden kann. Sobald meine Gedanken das Mantra verließen, sah ich Bilder vor mir. Diese Bilder zogen an mir vorbei wie eine Reise durch intensive Erinnerungen. Gedankenfetzen, Assoziationen – bis mir das Mantra wieder einfiel und ich mich wieder seinem Rhythmus überließ.«

Es kann allein oder in Gruppen meditiert werden. Die Dauer der Übung variiert zwischen 15 und 30 Minuten, morgens und abends. Der anfängliche Entspannungseffekt kann als ähnlich dem im Autogenen Training bezeichnet werden, mit dem Unterschied, dass er sich in der Transzendentalen Meditation schneller einstellt.

Für jeden muss die passende Lautkombination angewendet werden. Dies ist die Voraussetzung, damit der Prozess für den Übenden angenehm ist. Andernfalls kann es zu Störungen der Persönlichkeitsentfaltung kommen. Leisten die Gedanken dem Beruhigungsprozess Widerstand, verhält man sich ihnen gegenüber neutral und setzt ihnen keinen gewaltsamen Widerstand entgegen. Sie sollen an einem vorbeiziehen, wie man als Autofahrer andere Autos vorbeifahren sieht.

Hier ist eine bedeutende Parallele zum Autogenen Training. »Jedes spannende Wollen geistig-denkerischer oder motorischer Art hebt das Training in sich selbst auf. Das richtige »Nichtwollen«, das »Nichtdenkenwollen«, ist die entscheidende Vorbedingung für das Gelingen aller Versuche, die nur aufgrund passiver, schauender Vergegenwärtigung Aussicht auf Erfolg haben. Diese Eigenart des Trainings führt namentlich bei solchen Versuchspersonen häufig zu Misserfolgen, die ihre Sache besonders gut machen wollen und daher in aktiver Spannung verharren« (Schultz, 1960).

In der Transzendentalen Meditation ist die passive Vergegenwärtigung auf ein Minimum beschränkt. Nur den Wortklang oder die Lautkombination kommen zu lassen, ist der einzige, äußerste Aufwand. Da der Prozess an sich überhaupt nicht direkt mit der Erwartung von Resultaten verbunden ist, ergeben sich für den Übenden viele Vorteile, die beim Autogenen Training und anderen Methoden aufgrund der festen Übungsformeln nicht möglich sind.

Wäre das einzige Ergebnis der Transzendentalen Meditation die Ruhigstellung der Gedanken, so würde kein wesentlicher Unterschied zum Erfolg des Autogenen Trainings bestehen. Aufgrund der Flexibilität der gedachten Silben in Intensität und Rhythmus des Denkens ist jedoch noch ein zweites Ergebnis möglich. Es wird die Versenkung erleichtert. Durch Anpassung an den sich natürlich ergebenden Rhythmus stellt sich ein Gefühl des Wohlbefindens ein, und die Abnahme der Intensität des Mantren führt dann zur Versenkung. Diese Verminderung der Intensität des gedachten Wortes und damit die Versenkung muss sich jedoch von allein einstellen. Man kann sie nicht erzwingen. Durch die völlige Ruhigstellung des Bewusstseins und die Versenkung wird zusätzlich der Einfluss der blockierten Erlebnisbezirke unterbunden und damit bedeutungslos. In dieser Phase der Übung denkt und fühlt sich der Übende ohne den Einfluss der blockierten Erlebnisse.

Der Übende erholt sich in dieser Zeit und kommt nach der Übung gestärkt und mit größerem Wohlbefinden aus der Versenkung ins Tagesbewusstsein zurück, wobei die Meditation ein Prozess ist, der im wachen Bewusstsein abläuft. Je länger jemand übt, desto länger wird die Zeit, in der er sich in Versenkung befindet. In dieser Phase der Übung, in der die Inhalte der blockierten Erlebnisse keinen Einfluss auf ihn ausüben, können die im Einflussbereich liegenden Bezirke sich »stärken«, sodass die Auswirkungen der blockierten Erlebnisinhalte von Übung zu Übung zurückgehen, auch wenn nur in kleinen Schritten. Es wird hier ein anderer Weg beschritten als in der Psychoanalyse. Letztere beschäftigt sich mit den blockierten Erlebnissen und stärkt den Menschen durch Abbau der Blockaden. Die Transzendentale Meditation stärkt die dem Bewusstsein frei zugänglichen Gedankenbezirke und lässt so die blockierten Erlebnisse bedeutungslos werden.

Der große Psychiater E. Kretschmer hat – übrigens jedes Mal unter ausdrücklichem Hinweis auf die indische Philosophie – das hier Gemeinte mehrfach in Bildern zum Ausdruck gebracht: »Vieles Analysieren und Selbstbetrachten schafft nicht nur Klarheit, sondern schwächt auch die geschlossene Dynamik der Persönlichkeit. Von hier aus gesehen könnte man auch so sagen: Wenn man einem Leben eine starke, zielgerichtete Strömung gibt, so reißt sie die Hindernisse mit sich fort. Im stagnierenden Wasser aber wird das kleinste Steinchen auf dem Grund sichtbar, bedeutsam und betrachtungswürdig, und die Komplexe beginnen zuletzt, wie die Algen von unten herauf zu wuchern« (Kretschmer, 1949).

»Sind die analytischen Methoden mehr auf die seit früher Kindheit von außen einstrahlenden Umwelt- und Erlebniswirkungen, die daraus entstehenden Komplexe und ihre Auflösung gerichtet, so fragt die Weisheit der Inder gerade umgekehrt: Wie behandle ich meinen inneren Menschen richtig? Sie zieht sich von der Welt der Unruhe, des Leides und der Komplexe, von allem »Anhaften«, wie der Buddhismus es treffend ausdrückt, nach innen zurück. Von unserem modernen ärztlichen Standpunkt und den von uns entwickelten Methoden aus habe ich das auch so ausgedrückt: Man kann entweder die Komplexe wie ein Unkraut einzeln ausjäten – oder man kann umgekehrt den inneren seelischen Ackerboden so gesunden machen, dass keine Komplexe mehr darauf wachsen« (Kretschmer, 1949).

Hier könnte man ergänzen, dass auf dem durch die Transzendentale Meditation gesundeten seelischen Ackerboden die vorhandenen Komplexe verdorren und absterben. Kretschmer ermahnt seine Leser: »Es ist gerade auch für den modernen abendländischen Arzt wichtig und notwendig, sich in die alten orientalischen Methoden sinnvoll prüfend zu vertiefen« (Kretschmer, 1949).

Nach der Übung der Transzendentalen Meditation ist man auch den blockierten Erlebnissen selbst zugänglicher, und das Erkennen dieser Inhalte schockiert nicht mehr so stark. Die verdrängten Erlebnisse erscheinen harmloser und werden leichter angenommen. Das macht sich auch in den Träumen bemerkbar. Wenn man die Übungen der Transzendentalen Meditation regelmäßig durchführt, werden die zuvor so unangenehmen Träume, die einen aus dem Schlaf reißen konnten, je länger man übt, umso harmloser. Man träumt fließender, ohne im Traum eine Blockade zu haben, die zum unangenehmen Aufwachen führt (Vanselow, 1968).

3.4 Das Verhalten in der Yoga-Übung

3.4.1 Alles kommen lassen

I. H. Schultz hat 1960 auf Seite 172 über diesen Punkt so klar geschrieben, dass man ihn sinngemäß übernehmen sollte: Jedes spannende Wollen, sei es geistig-denkerischer oder motorischer Art, hebt die Meditation in sich selbst auf. Diese Eigenart der Meditation führt insbesondere bei solchen Personen häufig zu Misserfolgen, die ihre Sache besonders gut machen wollen und daher in aktiver Spannung verharren.

Bei bestimmten innerlich gespannten, oft der Zwangsneurose nahestehenden nervösen Menschentypen stellt gerade die Erarbeitung dieser ersten Position unserer Übungsarbeit – das Mantra kommen lassen – eine wesentliche psychotherapeutische Maßnahme dar, die große Geduld erfordert.

Der Fehler der denkerischen Verkrampfung zeigt sich oft darin, dass die Personen ohne Anregung des Versuchsleiters – ja, gegen seine ausdrücklichen Hinweise – die Übungen mit einer falschen Aufgabenstellung verbinden. Sie nehmen irrtümlicherweise an, dass bei den Übungen ohne jede Unterbrechung nur das Mantra bewusst sein dürfe und bemühen sich mit aktiver Anstrengung, alle anderen seelischen Inhalte abzuwehren.

I. H. Schultz schreibt weiter, indem wir sinngemäß autogenes Training durch Meditation ersetzen: Wir bezeichnen diese häufige Fehleinstellung als ein »absichtliches Nichtdenkenwollen«. Ein derartiger Vollzug hat selbstverständlich aktiven, wenn auch abwehrenden Charakter und hebt die Meditation ebenso in sich selbst auf wie jede andere Aktivität. Die Personen sollen zwar überwiegend bei dem Mantra seelisch verweilen, aber andere Erlebnisse nicht aktiv abwehren.

Das Ziel richtiger Meditation in Bezug auf spontane Innenerlebnisse ist eine Haltung, die anhand eines anschaulichen Beispiels so gekennzeichnet werden kann: Die Versuchsperson soll »wie in einem warmen Bade behaglich sitzen und spontan auftretende seelische Erlebnisse nur so registrieren wie einen langweiligen Film.«

Im Kommentar zur Bhg IV, 32 heißt es: Das Mittel der stillen Achtsamkeit muss den Geist befähigen, das Transzendente zu erreichen und den absoluten Zustand des Seins zu verwirklichen. Wenn dem Aspiranten diese Tatsache nicht bekannt ist, wird er sich während der Übung der Meditation, sobald er merkt, dass das Medium der Achtsamkeit verschwunden ist, verwirrt fühlen. Um ihn vor solcher Verwirrung zu bewahren, heißt es, dass alle Übungen, die zur Erleuchtung führen, im Bereich der Tätigkeit liegen und dass es das Ziel ist, dieses Gebiet zu überschreiten.

3.4.2 Nichts in die Meditation hineinnehmen

In Bhg V, 27 heißt es: »Nachdem äußere Kontakte draußen gelassen sind...« Das bedeutet, dass die Tore der Sinne für jede Erfahrung von außen geschlossen sind und gleichzeitig über Objekte sinnlicher Eindrücke nicht nachgedacht werden soll.

3.4.3 Nichts erwarten

Der Meditierende hat allein Kontrolle über die Tat, nie über ihre Früchte. Das bedeutet, dass der Meditierende keinen Einfluss auf das Meditationsergebnis hat. (Kommentar zu Bhg VI, 10)

3.4.4 Geist und Körper unterworfen

Das Wort »unterworfen« ist von besonderem Interesse. Der Geist wird unterworfen durch die Erfahrung der Seligkeit. Da der Geist während der Meditation in immer feinere Zustände des Denkens gerät, erfährt er mit jedem Schritt zunehmenden Reiz. Diese zunehmende Seligkeit hält den Geist ohne zu wanken auf den Prozess der Meditation gerichtet. Wenn der Geist in dieser Weise unterworfen ist, bleibt auch das Nervensystem, dem Beispiel des Geistes folgend, standhaft. Auf diese Art sind Geist und Körper auf die natürliche Weise

»unterworfen«. Es wäre jedoch falsch, daraus zu schließen, dass der Yogi sich dauernd anstrengend bemühen muss, um »seinen Geist und Körper unterworfen« zu halten. (Kommentar zu Bhg VI, 10)

3.4.5 Ohne Besitz

Meditation ist ein Prozess des Besitzloswerdens im geistigen Sinne: Das Selbst ist für sich allein gelassen. Der Geist verliert das Bewusstsein von der Umgebung und vom Körper, den Yogi ganz natürlich ohne jedes Bewusstsein für Besitz lassend – wach in sich selbst und für die Welt verloren. (Kommentar zu Bhg VIA 10)

3.4.6 Huldigung

Unterwerfung ist ein Mittel, den Suchenden ganz natürlich seiner begrenzten Individualität zu entziehen und jeden Widerstand in ihm, der ihn von seinem Sich-Öffnen für das kosmische Sein abhält, zu überwinden. (Kommentar Bhg IV, 34)

3.4.7 Dienen, Gehorsam

Wenn der Meister zufrieden ist, dann ist der Dienst erfolgreich. (Kommentar zu Bhg IV, 34)

3.4.8 Zurücknehmen und Verhalten nach der Meditation

Am Ende der Meditation wird die diese zurückgenommen, indem ungefähr zwei Minuten kein Mantra mehr benutzt wird. Dann werden Hände, Arme und der ganze Körper langsam bewegt und dann erst werden langsam die Augen geöffnet. Werden sie zu schnell geöffnet, sind sie wieder zu schließen, um erneut langsam geöffnet zu werden.

Ungefähr zehn Minuten nach der Meditation kann ein Tiefpunkt eintreten. Danach stellt sich aber eine starke Erfrischung ein. Die wesentliche Auswirkung kommt erst zwei, drei Stunden nach der Meditation. Deshalb sollte man die ersten zehn Minuten nach der Meditation möglichst ausruhen.

Ist man nach der Meditation leicht gereizt, so bedeutet es, dass ein subtiler Zustand noch vorherrscht. Daher sollte man in dieser Zeit ausruhen.

Man sollte sich bis zwei Stunden nach der Meditation nicht waschen, um die Nachwirkungen nicht zu stören.

3.4.9 Nicht über eigene Meditationserlebnisse und Erfahrungen reden

Über die eigenen Meditationserfahrungen sollte man nicht mit anderen sprechen, denn Unverständnis, Neid und Kritik machen unsicher und schaden der eigenen Meditation. Man kommt dann in der Meditation nicht mehr richtig voran und gibt sie schließlich auf. Es ist, als ob man ein junges Pflänzchen aus dem Boden reißt, um nachzusehen und zu zeigen, ob die Wurzeln gewachsen sind. Das bekommt der Pflanze nicht und sie geht ein. Denn die Meditationserfahrungen und Meditationserlebnisse sind die Wurzeln, und das Verhalten im täglichen Leben ist die Pflanze. Beide entwickeln sich durch das Meditieren. So ist der Vergleich mit der Pflanze durchaus angebracht (Boss 1966). Auch derjenige, der in der Meditation weit genug gekommen ist und fest in der Meditation steht, muss sich überlegen, was er erzählt. Ist dem Zuhörenden das Gesagte so fremd, dass es an Aufnahmebereitschaft fehlt, bekommt er unter Umständen vieles nicht mit, ohne es zu merken. So schadet das Gesagte keinem. Es wird dann sogar bestritten, dass darüber gesprochen worden ist. In diesem Fall wurde über den Kopf des anderen hinweg gesprochen.

3.5 Erste Erlebnisse

3.5.1 Zudeckend, aufdeckend

Die Meditation wirkt beruhigend auf den Geist, die Gedanken nehmen ab, man kommt zur Ruhe. Oft stellt sich ein wohliges Gefühl ein. Man hat das angenehme Gefühl, dass die Probleme, mit denen man sich vor der Meditation beschäftigt hatte, zugedeckt werden, sie werden unwichtig, uninteressant. Da für Anfänger die Meditation noch fremd ist, kann es vorkommen, dass sich Widerstände gegen das Fremde auftun. Der Geist wird unruhig, Zweifel kommen auf, eine innere Unruhe beginnt, sich breitzumachen und die vorher zugedeckten Probleme schießen wie Pilze aus dem Unbewussten. Die zudeckende Phase der Meditation ist jetzt in eine **aufdeckende** übergegangen. Soweit darf man es nicht kommen lassen. Sobald die zudeckende Phase nachlässt, muss die Meditation vorschriftsmäßig zurückgenommen werden.

Die aufdeckende Phase kann bei einigen Meditierenden schon nach fünf Minuten einsetzen. Das würde jedoch bedeuten, dass sie bei zweimaliger Meditation am Tag, morgens und abends viel zu kurz meditieren würden, wenn man von einer optimalen Meditationsdauer von einer halben Stunde täglich ausgeht. Das kann dadurch korrigiert werden, dass stattdessen 6 mal 5 Minuten lang in einem Abstand von – zum Beispiel – einer halben Stunde meditiert wird. Man nennt das fraktionierte Meditation.

Zusammenfassend: Yoga-Übungen sind beruhigend und damit zudeckend. Ist der »Tiger im Tank« aber aktiv, wird die Übung aufdeckend, dann steigert sich die Angst rasant. Dann sofort abbrechen und die Übungsdauer merken. Jetzt mehrere Male am Tag eine kürzere Zeit meditieren. Nach ein bis zwei Tagen hat sich der Körper daran gewöhnt und man kann die normale Zeit meditieren.

3.5.2 Verschlechterung

Ein bis drei Wochen nach der Einführung stellen sich minimale Ergebnisse ein. Vielleicht wird die Meditation langweilig, da sich scheinbar nichts tut, und der Meditierende stellt sich vielleicht die Frage nach dem Sinn des Ganzen, da er womöglich keinen Unterschied zwischen Meditation und Nicht-Meditation feststellen kann. Für den Körper ist die Meditation noch fremd und er will sie nicht annehmen. Nach ein paar Tagen oder auch längerer Zeit verschwindet das Gefühl der Langeweile wieder. Dies stellt den Übergang zur Lernperiode dar.

3.5.3 Die Meditation löst einen tiefen Schlaf aus

Der Meditierende beginnt, in der Meditation zu schlafen. Das ist ein Zeichen, dass er vor der Meditation stark unter Stress und damit Spannungen stand. Die Meditation wirkt so entspannend auf Nerven und Muskeln, dass er einschläft. Wenn auch Schlafen kein Meditieren ist, so ist doch das Schlafen in der Meditation ein Entspannen, ein Krampflösen, eine Reizverarmung, das im Grunde genommen als Voraussetzung für die Meditation zu betrachten ist. Nach ein paar Tagen ist der Meditierende so weit entspannt, dass er beim Meditieren nicht mehr einschläft.

3.5.4 Färben und Bleichen

Das Meditieren ist in seinem Ergebnis wie ein Tuch, welches gefärbt und dann in der Sonne gebleicht wird. Wenn wir meditieren, geht in unserem Inneren etwas vor, auch wenn wir es nicht bemerken. Jedes Mal werden zum Beispiel Neurosen in ihrer Intensität verringert, sie werden unwichtiger, auch wenn wir es nicht merken. Wenn wir die Meditation jedes Mal am Ende zurücknehmen und im Tagesgeschehen aktiv werden, wird dieser Meditationseinfluss ein wenig, wenn auch nicht ganz zurückgehen. Beim nächsten Meditieren vertieft sich dieser Einfluss, um dann im nächsten Tagesgeschehen wieder ein wenig zurückzugehen. Auch beim Färbevorgang vertieft sich die Farbe im Stoff und beim anschließenden Bleichen in der Sonne verschwindet wieder ein Teil der Färbung, aber eben nicht alles. Beim erneuten Färben und anschließenden Bleichen bleibt dann jedes Mal ein stärkerer Farbton zurück. Und so ist es mit der Meditation auch: Sie vertieft sich von Mal zu Mal.

3.5.5 Blackout

Geht das Versenken in tiefere Schichten zu schnell vor sich, dann stellt sich ein »Blackout« ein, man nimmt nichts mehr wahr, man ist »weg«. Es ist kein Schlaf, sondern das Bewusstsein ist in tiefere Schichten geraten, die es noch nicht kennt. Es ist so, als ob man von der Straße bei hellem Sonnenschein in einen Keller geht. Man ist von der Helligkeit der Sonne noch geblendet und kann deshalb im Keller nichts sehen. Alles erscheint schwarz. Nach vielen Tagen oder Wochen der Meditation wird die tiefere Schicht immer bewusster, weil sich die Sinne auf diese neue Situation einstellen. Das Blackout wird immer schwächer und die tiefere Schicht verschmilzt mit dem Tagesbewusstsein.

Zwei Erlebnisebenen nähern sich immer mehr und verschmelzen zu einer Erlebnisebene, so wie die zwei Seiten eines Pfeiles zu einer Spitze zusammenlaufen. Bei vollem Tagesbewusstsein befindet sich der Meditierende in einer tieferen Meditationsschicht. Er hat das Bewusstsein, über das er vorher nicht verfügen konnte. Hierzu heißt es in der Bhagavadgita, der Meditierende habe seinen Geist einspitzig (ekagrata) gemacht, was eine Bewusstseinserweiterung darstellt.

3.5.6 Tausendmal gestorben

Auch wenn man sich beim Blackout später an nichts erinnert, so macht gerade in dieser Zeit die Meditation große Fortschritte. Jeder Fortschritt bedeutet aber auch, dass sich in der eigenen Persönlichkeit etwas ändert, wenn auch ganz wenig. Man wird innerlich ruhiger, das neurotische Verhalten nimmt ab usw. Es ist, als ob man neu geboren wird. Man selbst merkt zwar nichts davon, aber das Umfeld versucht für gewöhnlich, einen wieder in das alte Verhaltensmuster zurückzubringen – etwa mit Sprüchen wie »Früher warst Du doch anders«. Es ist so, als ob man in jeder Meditation gestorben ist und als neuer Mensch aus der Meditation herauskommt. Wer zweimal am Tag meditiert, ist dann am Tag zweimal »gestorben« und als neuer, veränderter Mensch, hervorgegangen. So entwickelt man sich immer weiter. Um das Seligkeitsbewusstsein zu erreichen, muss man tausendmal sterben, das erreicht man in ungefähr 11/2 Jahren.

3.5.7 Einfluss der Begabung

Erfahrungen in der Meditation sind je nach Begabung anders. Die unterschiedlichen psychologischen Typen verteilen sich wie folgt: 60% sind gemischt optisch-akustische Typen, 40 % sind im Wesentlichen optische, weniger häufig akustische und akustisch-motorische und sehr ausnahmsweise rein motorische Typen. Hieraus folgt entweder eine optische Vorstellung oder eine akustische durch inneres Selbstmitflüstern (Schultz 1960). Manche erleben gar nichts, sie sehen keine »Blumen« am Rande ihrer Meditation, andere dagegen haben Erfahrungserlebnisse, auf die man aber seine Aufmerksamkeit nicht richten soll, denn sie sind Hindernisse in der Meditation. Dennoch geben sie einem das Gefühl und die Sicherheit, dass sich in der Meditation etwas tut.

Erfahrungserlebnisse können sehr verschieden sein und sind vorgegeben durch die jeweilige Begabung oder Intelligenz eines Menschen.

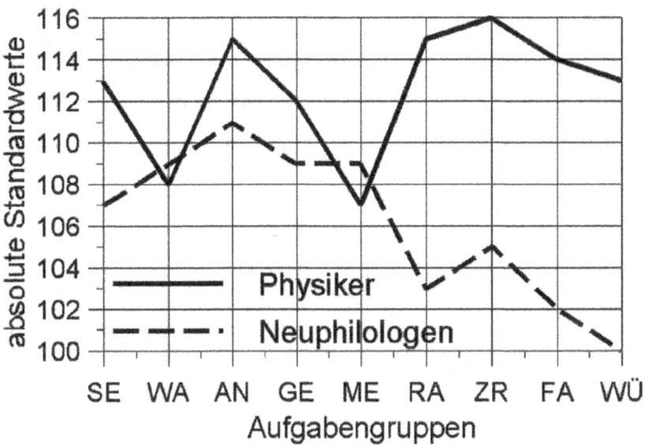

Abb. Intelligenzstruktur der Physiker und Neuphilologen

Wer keine Begabung für Bilderdenken hat, der wird auch während der Versenkung keine bildlichen Erlebnisse erleben. So erlebt jeder von den in der indischen Philosophie aufgezählten Erlebnissen nur diejenigen, die ihm seine Begabung ermöglicht. Dadurch kann jeder von den dort aufgezählten Möglichkeiten nur einen Teil erleben.

Wie unterschiedlich Menschen sein können, sei an der Intelligenzstruktur nach Amthauer für die Berufsgruppe der Physiker und Neuphilologen aufgezeigt. Da sich bei der Mittelung über viele Personen wie in diesem Fall große Begabungsunterschiede bei den einzelnen Aufgabengruppen ausgleichen und nur der Mittelwert in Erscheinung tritt, sind für den Einzelfall die Unterschiede beträchtlich größer, siehe Abbildung (Vanselow, Dummer-Smoch, 2002).

Die aufgabengruppenspezifischen Funktionen beschreibt Amthauer wie folgt:

SE (Satzergänzung) »Urteilsbildung«,
WA (Wortauswahl) »Erfassen von sprachlichen Bedeutungsgehalten«,
AN (Analogien) »Kombinationsfähigkeit«,
GE (Gemeinsamkeiten) »Sprachliche Abstraktionsfähigkeit«,
ME (Merkaufgaben) »(sprachliche) Merkfähigkeit«,
RA (Rechenaufgaben) »Praktisch-rechnerisches Denken«,
ZR (Zahlenreihen) »Theoretisch-rechnerisches Denken«,
FA (Figurenauswahl) » (anschauliche) Vorstellungsfähigkeit«
WÜ (Würfelaufgaben) »Räumliches Vorstellen-Können«.

Wie Physiker denken

Physiker denken oft in Bildern oder Vorgängen. Heinz Maier-Leibniz, Univ.-Prof. und Präsident der DFG, sagt dazu: »Ein Physiker wundert sich, wenn andere sagen, dass sie Wörter zum Denken brauchen. Er selbst denkt vielleicht in Gleichungen und Formelzeichen, aber ich nehme an, dass die meisten Physiker und Ingenieure in Bildern denken. Wenn ich beim Schreiben eines physikalischen Manuskriptes ins Nachdenken gerate, muss ich nachher immer schauen, ob ich in Deutsch oder in Englisch schreiben muss.«

Die chinesische Schrift

Lautmalerei und Bildersprache – nach einer Fernsehsendung. Das Alphabet zerlegt die Geräusche der Sprache in Laute und weist jedem Laut ein Symbol in Form eines Buchstabens zu. In diesem Sinne ist das Alphabet die in Schrift sichtbar gemachte Sprache – Lautmalerei im wörtlichen Sinn. Die Buchstaben bilden den Tonvorrat jeder Sprache. So gelangt das Wissen der Menschheit aus den Köpfen in die Regale.

Die chinesische Schrift hingegen beschreibt eine komplexe Bilderwelt. Sie ist eine bildhafte Schrift, in der ein Wort einem Zeichen entspricht. Nicht die Lautform, sondern der Sinn wird festgehalten. Während die Welt des Abendlandes mit 26 Zeichen beschrieben wird, benötigen die Chinesen dafür Tausende von Zeichen.

Bildhafte chinesische Zeichen aktivieren die rechte Gehirnhälfte, in der Emotionen, Musik- und Kreativitätspotenziale verankert sind. Die alphabetische Schrift hingegen zwingt dazu, Buchstabe an Buchstabe, Wort an Wort, Satz an Satz und Zeile an Zeile zu reihen – linear und logisch. Dadurch wird die linke Gehirnhälfte aktiviert, in der die Zentren für logisches und analytisches Denken sitzen.

Das Alphabetsystem betont den Verstand, die rationale Seite des Gedächtnisses, mit der es untrennbar verwoben ist. Dabei geht die assoziative und emotionale Seite verloren. Das Alphabet fordert die linke Gehirnhälfte in besonderem Maße und blendet die rechte weitgehend aus.

Kalligrafie ist die kunstvolle und formvollendete Gestaltung eines Schriftzeichens. Die chinesischen Schriftzeichen sind in verschiedenen Sprachen lesbar. Bildsymbole (Piktogramme), wie beispielsweise Zeichen für einen Pfeil, ein Telefon oder ein WC, sind die kosmopolitischen Verwandten der chinesischen Schrift.

Das Internet ist ein globaler Wissensspeicher. Der Computer verbindet Schrift, Bild und Ton. In Worten denken – in Bildern denken.

Wie einige Sprachler denken
Ein Urteil des nur in Sprache Denkenden: Uwe Pörksen kritisiert in »Weltmarkt der Bilder. Eine Philosophie der Visiotype« (1997) den zunehmenden Einfluss visueller Darstellungen auf die Sprache. Seine Kritik gerät zur polemischen Metakritik: Die Sprache selbst, insbesondere die geschriebene, sei in Gefahr. Sie werde zunehmend verdrängt durch Diagramme, Piktogramme und Schautafeln aller Art – durch »Tabellenhäppchen« und andere graphische Veranschaulichungen, die »den sklavischen Trott durch die Zeilen« erübrigten.

Christi Reich – ein Hörreich
Im christlichen Kulturkreis, besonders im evangelischen Bereich, erhofft man Erkenntnisse über die innere Welt und letztlich über Gott durch die Meditation über Bibelstellen. Denn nach Luther ist »Christi Reich ein Hörreich, denn die Augen führen uns nicht dahin, sondern nur die Ohren.«

Ergebnis – der Einfluss der Begabung
Diese Beispiele verdeutlichen, wie unterschiedlich die Denkweisen der Menschen sind – und ebenso unterschiedlich wird Mantra-Yoga beschrieben. Die Intelligenzstruktur wirkt wie ein Filter: In den Bereichen, in denen man unbegabt ist, bleibt man »blind« – man weiß es nicht, man kann es nicht erfassen.

Mantra-Yoga gleicht einem Berg. Je nachdem, von welcher Seite man ihn besteigt, erscheint er als sanfter Anstieg oder als steile Herausforderung – und doch bleibt es derselbe Berg. So verhält es sich auch mit der Beschreibung von Mantra-Yoga-Erlebnissen. Dieser Bericht kann nur die Bereiche wiedergeben, in denen der Autor »begabt« ist. Ebenso macht jeder Meditierende je nach seinen individuellen Begabungen unterschiedliche Fortschritte.

3.6 Probleme

3.6.1 Häufige Schwierigkeiten

Die gelegentlich auftretenden Schwierigkeiten während der Meditation oder als Folge davon ähneln denen des Autogenen Trainings. Daher können die Erfahrungen aus dem Autogenen Training sinngemäß übertragen werden (Schultz 1960, S. 188–190).

Während der Meditation sind kortikale Nacherregungen und Zwangserscheinungen zu erwarten, beispielsweise Wadenkrämpfe nach intensivem Tanzen oder Schreibkrämpfe nach langem Schreiben. Dies kann darauf hindeuten, dass die Meditation möglicherweise unvollständig war. Mitunter führt der Widerstreit verschiedener innerer Motive für eine gewisse Zeit zu starken Unruheerlebnissen und unangenehmen Empfindungen, die sogar Einschlafstörungen verursachen können.

Eine weitere Gruppe von Schwierigkeiten kann als pathophysiologische Komplikationen der Meditationstechnik betrachtet werden. Da Meditation ein zerebraler Umschaltungsprozess ist, wird sie durch Substanzen, die kortikal erregend wirken, erschwert. Insbesondere Anfänger haben oft Schwierigkeiten, sich zu versenken, wenn sie größere Mengen Tee oder Kaffee konsumiert haben. Ebenso können Spirituosen eine aufwühlende Wirkung entfalten.

Ein besonders typisches Phänomen bei Anfängern ist die völlige Unfähigkeit zur Versenkung während fieberhafter Infektionskrankheiten oder in der Inkubationsphase. Zahlreiche und vielfältige Hindernisse für die Meditation entstehen zudem durch starke emotionale Erregung, wie große Aufregung, Übelkeit, Herzklopfen oder Angst.

Ähnlich wie die Stabilität der Meditation gegenüber pharmakologischen Einflüssen einen gewissen Maßstab für ihre Festigkeit liefert, kann auch aus der Widerstandsfähigkeit gegen Affekte auf den Grad der Meditationssicherheit geschlossen werden.

Nicht nur leichtere psychopathische Affektreaktionen und emotionale Erschütterungen physiologischer Art können als Fehlerquellen auftreten, sondern vor allem auch der halbaffektive, halbweltanschauliche Missbrauch der Meditation. Dies zeigt sich in Tendenzen zur Lebensflucht, zur Realitätsverweigerung oder zum Rückzug aus

der Wirklichkeit – Verhaltensweisen, die insbesondere bei sensitiv-schizoiden Persönlichkeiten problematisch sein können. Es ist daher bezeichnend, wenn ein Teilnehmer äußert, er wolle durch die Meditation »lästige sinnliche Anwandlungen« unterdrücken.
Zu den möglichen Fehlreaktionen gehören auch Missverständnisse über eigentlich normale meditative Phänomene. Meditierende können erschrecken oder sich durch diese Erfahrungen verunsichern lassen, wenn sie sie falsch einordnen. Daher ist es wichtig, sich mit den Erfahrungen anderer Meditierender auseinanderzusetzen.

Darüber hinaus ist der Meditierende immer auch Teil der Gesellschaft, in der er lebt und mit der er in Wechselwirkung steht. Durch die Meditation verändert sich die Persönlichkeit, indem beispielsweise Fehlverhalten allmählich abnimmt. Dies fällt auch dem Umfeld auf. Menschen aus dem sozialen Umfeld könnten reagieren und sagen: »Früher warst du doch anders«, und möglicherweise versuchen, den Meditierenden wohlmeinend zur alten Persönlichkeitsform zurückzuführen. Um solche Probleme in Partnerschaften zu vermeiden, ist es daher ratsam, dass Ehepartner gemeinsam meditieren.

3.6.2 Störungen

In der Meditation werden die Zentren der Sinnesorgane empfindlicher, was der subjektive Eindruck ist. Das Gehirn und damit die Zentren der Sinnesorgane haben vom groben Denken auf feinstrukturiertes, subtiles Denken umgeschaltet. Daher bemerkt man vieles, was man vorher nicht wahrgenommen hat. Was man jedoch verspürt, ist zwar unwichtig, kann aber störend sein. Zum Beispiel, wenn es juckt: dann sollte man sich kratzen oder eine andere Reaktion zeigen. Es ist viel besser, das Problem, zum Beispiel durch Kratzen, sofort zu lösen, anstatt es in Gedanken zu unterdrücken oder durch Körperwahrnehmung zu verstärken. Gedanken zu unterdrücken verkrampft, während Körperwahrnehmung das Jucken erst wichtig macht. Am besten kratzte man wie sonst auch, oder richtet sich bequem ein, ohne sich unnötig zu fixieren.

Das Jucken oder übermäßige Jucken ist normal und beruht auf der größeren Sensibilität der Sinnesorgane. Man darf nachgeben und sich kratzen, aber es sollte sparsam erfolgen. Nach einigen Tagen lässt die

Sensibilität nach, wenn man sich daran gewöhnt hat. Da die Zentren der Sinnesorgane empfindlicher werden, bemerkt man vieles, was man vorher nicht wahrnahm, aber das, was man spürt, ist in der Regel unwichtig.

Wenn man in der Meditation seine Haltung ändern möchte, darf man das tun und sollte es sogar tun, aber man sollte nach Möglichkeit die Augen nicht öffnen. Wenn man sie doch geöffnet hat, sollte man sie wieder schließen und die Meditation fortsetzen.

Treten Schmerzen während der Meditation auf, sollte man nicht an sie denken; sie werden von selbst wieder verschwinden. Wenn unangenehme Vorstellungen auftauchen, sollte man ebenfalls nicht daran festhalten – auch diese verschwinden von selbst. Muss man lachen oder weinen, sollte man diesen Gefühlen völlig freien Lauf lassen und stets an das Mantra denken. Das vorher aufgestaute Lachen oder Weinen kann als Heilungsprozess durch die Meditation betrachtet werden.

Das Körperwahrnehmen sollte erst dann durchgeführt werden, wenn die Störungen nicht durch einfaches Kratzen oder ähnliche Maßnahmen behoben werden können, wie zum Beispiel bei kalten Füßen.

Laut dem Autogenen Training von I. H. Schultz (1960) lässt sich feststellen: Klinisch interessant ist, dass dabei häufig frühere örtliche Erkrankungen subjektiv exakt wieder erlebt werden oder Empfindungsdaten auftreten, die zu einer Entdeckung bisher unbekannter örtlicher Erkrankungen führen können. Muskel-, Gelenk- und Nervenanomalien örtlicher Art werden so entdeckt. Handelt es sich nur um das Wiederaufleben des autoplastischen Bildes früherer örtlicher Erkrankungen, verschwinden diese Erlebnisse ebenso wie die gewöhnlichen begleitenden Initialparästhesien im Verlauf der Meditation.

Verdeckte neurotisch-zwanghafte Vorstellungen können in der Meditation dazu führen, dass diese zwanghaft realisiert werden, etwa durch den Drang, einen Gashahn aufzudrehen oder nackt auf die Straße zu laufen. In solchen Fällen ist es sinnvoll, zu Beginn in der Gruppe zu meditieren.

3.6.3 Realitätsverlust

Wenn man in der Meditation zu schnell vorankommt, kann der Bezug zur Realität verloren gehen, und die äußere Welt wird als Hindernis für die Weiterentwicklung in der Meditation wahrgenommen. Die äußere Welt wird dann als Gefängnis oder als Anbetung des »goldenen Kalbes« angesehen. Die innere geistige Welt hingegen wird als absolut, warm und geborgen in Gott empfunden, als Heimat der Seele. Die äußere Welt erscheint dagegen als relativ, kalt, gottlos – die Seele empfindet sich dort als Gast in der Fremde. Die äußere Welt wird als fremd und feindlich wahrgenommen, als ein Bereich des Bösen oder des Teufels.

Das ist jedoch nicht der wahre Sinn der Meditation. Sollte dies überhaupt zutreffen, dann nur für den Mönch. Dieser Missbrauch der Meditation kann dazu führen, dass Betroffene ihre Familie und ihren Beruf aufgeben.

Dieser Realitätsverlust kann entstehen, wenn über längere Zeit zu viel meditiert wird. Der Grund dafür liegt darin, dass während der Meditation, auch in sehr kleinen Schritten, ein Umbau im Gehirn stattfindet. Bei einer Meditationsdauer von etwa einer halben Stunde ist dieser Prozess ausgeglichen, aber bei zu langer Meditationsdauer läuft dieser Umbau »aus dem Ruder«, ähnlich wie bei Medikamentenmissbrauch. Dies kann dann zum Realitätsverlust führen.

3.7 Erfahrung in der Yoga-Übung

3.7.1 Scheinbare Langeweile in der Meditation

Dass man während des Meditierens trotz des Gefühls der Langweile sich in tiefer Versenkung befinden kann, kann man feststellen, wenn man kurz aufsteht. Man ist dann ganz benommen und hat dann Mühe, seine Gedanken zu sammeln.

Die Erlebnisse der Meditation sind verschieden, so wie die Menschen verschieden sind. Wer in der Meditation Erlebnisse erwartet, wird enttäuscht sein. In der Regel geschieht nichts. Ja, man hat manchmal sogar den Eindruck, man könnte sich die Zeit des Meditierens sparen und sie »nutzbringender« verwenden, zumal die Zeit des

Meditierens ab und zu als langweilig empfunden wird, besonders in der ersten Zeit. Dieses führt dazu, dass so mancher aufhört zu meditieren oder sich als Sensationsersatz esoterischen Lehren zuwendet.

Jedoch täuscht der Eindruck, es geschehe nichts. In einem selbst geht während der Meditation, auch wenn es gar nicht so empfunden wird, sehr vieles vor. Durch die Meditationstechnik kommt man zu Beginn in oberflächliche Versenkung, die dann von Monat zu Monat und von Jahr zu Jahr tiefer wird. Die zuerst sehr unruhigen Gedankenbewegungen, hervorgerufen zum Beispiel durch blockierte Erlebnisse, verhindern tieferes Versenken. Die Auflösung blockierter Erlebnisse hingegen ermöglicht tieferes Versenken, und tieferes Versenken beschleunigt wiederum das Auflösen blockierter Erlebnisse. Beides geht Hand in Hand.

3.7.2 Man erinnert sich an nichts

Wird man während der Meditation gestört, ist es Es ist, als ob man aus einem tiefen Schlaf aufwacht, als ob man aus einem dunklen Keller ins helle Sonnenlicht kommt. Man hat das Gefühl der Lahmheit, wenn man sich gegen die Störung sperrt. Und doch ist man während der Versenkung, dem gefühlten tiefen Schlaf, hellwach, denn man kann das Telefon hören und wenn die Tür aufgeht usw. Wenn man wegen der Störung aufsteht, ist man wackelig auf den Beinen und stark benommen. Normale Geräusche werden einem nicht bewusst.

Kommt man in eine neue Schicht, so kann es vorkommen, dass man beim Zurückkommen feststellt, dass man sich an nichts erinnert. Man hat das Gefühl, aus einem tiefen Schlaf oder einer tiefen Bewusstlosigkeit zu kommen, man hatte ein »Blackout«, obwohl man völlig normal im Stuhl gesessen hat, ohne seine Haltung auch nur irgendwie verändert zu haben. Es scheint einem so, als ob man vom Tageslicht in einen dunklen Raum gekommen war, in dem einem wegen des vorhergegangenen Blendens alles schwarz erschien und als ob man jetzt beim Zurückkommen wieder ans Tageslicht gekommen sei.

Die Sinnesorgane waren auf große Intensität eingestellt und man konnte die schwachen Intensitäten nicht wahrnehmen. So ist es auch in der Meditation. Unsere Sinnesorgane sind für den neuen Bereich nicht geübt gewesen. Zwar hat man jetzt sein Erlebnis, aber je öfter man in diesen neuen Bereich hinein taucht, um so vertrauter wird man in ihm und um so feiner werden die Sinnesorgane auch wegen des subtileren Denkens, sodass es einem nach einiger Zeit gar nicht mehr bewusst wird, dass man sich in diesem Bereich befindet.

Man sitzt und es geschieht wieder scheinbar nichts. Wird man in dieser Phase des Nichtgeschehens plötzlich ans Telefon etc. gerufen, merkt man plötzlich doch sehr deutlich, dass man sich in tiefer Versenkung befunden haben muss, obwohl man mit allen Sinnesorganen völlig wach war. Aber das war wiederum ganz in Ordnung. Hat man bei der Reaktion auf die Störung das Gefühl der Lahmheit oder ähnliches, so hat man sich gegen die Störung gesperrt. Nimmt man dagegen die Störung an, so kann man ungehindert aus der Meditation heraus handeln.

Es ist, als ob man aus einem tiefen Schlaf aufwacht, als ob man aus einem dunklen Keller ins helle Sonnenlicht kommt. Man hat das Gefühl der Lahmheit, wenn man sich gegen die Störung sperrt. Und doch ist man während der Versenkung, dem gefühlten tiefen Schlaf, hellwach, denn man kann das Telefon hören und wenn die Tür aufgeht usw. Wenn man wegen der Störung aufsteht, ist man wackelig auf den Beinen und stark benommen. Normale Geräusche werden einem nicht bewusst.

Kommt man in eine neue Schicht, so kann es vorkommen, dass man beim Zurückkommen feststellt, dass man sich an nichts erinnert. Man hat das Gefühl, aus einem tiefen Schlaf oder einer tiefen Bewusstlosigkeit zu kommen, man hatte ein »Blackout«, obwohl man völlig normal im Stuhl gesessen hat, ohne seine Haltung auch nur irgendwie verändert zu haben. Es scheint einem so, als ob man vom Tageslicht in einen dunklen Raum gekommen war, in dem einem wegen des vorhergegangenen Blendens alles schwarz erschien und als ob man jetzt beim Zurückkommen wieder ans Tageslicht gekommen sei.

Die Sinnesorgane waren auf große Intensität eingestellt und man konnte die schwachen Intensitäten nicht wahrnehmen. So ist es auch in der Meditation. Unsere Sinnesorgane sind für den neuen Bereich nicht geübt gewesen. Zwar hat man jetzt sein Erlebnis, aber je öfter man in diesen neuen Bereich hinein taucht, um so vertrauter wird man in ihm und um so feiner werden die Sinnesorgane auch wegen des subtileren Denkens, sodass es einem nach einiger Zeit gar nicht mehr bewusst wird, dass man sich in diesem Bereich befindet.

Man sitzt und es geschieht wieder scheinbar nichts. Wird man in dieser Phase des Nichtgeschehens plötzlich ans Telefon etc. gerufen, merkt man plötzlich doch sehr deutlich, dass man sich in tiefer Versenkung befunden haben muss, obwohl man mit allen Sinnesorganen völlig wach war. Aber das war wiederum ganz in Ordnung. Hat man bei der Reaktion auf die Störung das Gefühl der Lahmheit oder ähnliches, so hat man sich gegen die Störung gesperrt. Nimmt man dagegen die Störung an, so kann man ungehindert aus der Meditation heraus handeln.

3.7.3 Das »Wegsacken« in der Meditation

Dieses Phänomen tritt häufig bei stark angespannten Personen auf und äußert sich als Gefühl des Fallens.

Das Erlebnis tiefen Schlafes oder tiefer Bewusstlosigkeit sind auch aus anderen Methoden bekannt, so z.B. beim autogenen Training. Der Körper, der vorher in Spannung war, entspannt jetzt plötzlich. Diese Entspannung erleichtert oder ermöglicht erst das Einschlafen. Viele Menschen haben Schwierigkeiten beim Einschlafen, wie auch der starke Verbrauch an Schlaftabletten zeigt.

Die in der Meditation eintretende Entspannung ist vielleicht die erste seit langer Zeit, und dieses »Wegsacken« wird dann als erholsames Einschlafen empfunden. Auch dem Einschlafen abends geht oft eine Entspannung voraus, die man dann als plötzliches Fallen erlebt, sodass man wieder wach ist, weil die Entspannung zu stark erlebt wurde.

3.7.4 Gedankentätigkeit auch nach Jahren der Meditation

Auch nach vielen Jahren setzt die Gedankentätigkeit während der Meditation immer wieder ein, sodass man das Gefühl hat, völlig am Anfang zu stehen. Doch dieser Eindruck täuscht. Die Gedanken kommen nun aus anderen, tieferen Ebenen. Würde man beispielsweise seine Träume – die ebenfalls Aufschluss über das Unbewusste geben – aufzeichnen, würde man feststellen, dass sie sich im Vergleich zu früher erheblich verändert haben. Da innere Veränderungen langsam geschehen, nehmen wir sie selbst oft nicht wahr und glauben fälschlicherweise, es habe sich nichts geändert. Außenstehende hingegen erkennen häufig viele dieser Veränderungen.

2.7.5 Keine Erwartung in die Meditation hereinnehmen

Das Gefühl, es tut sich nichts, ist ein Irrtum, es tut sich sehr viel, aber die Erwartung, es müsste sich was tun, stört die Meditation und macht sie unmöglich.

In der Meditation wechseln die Zeiten sehr kurzen tiefen Blackouts ab mit reger Gedankentätigkeit und scheinbarer Langweiligkeit. Das ist der Weg der Meditation. Jede in die Meditation hineingenommene Erwartung, auch die, etwas erleben zu wollen, ist der Meditation hinderlich, ja kann sie sogar unmöglich machen. Die Meditation ist ein Normalisierungsprozess, der wie jeder Normalisierungsprozess langsam abläuft. Ebenso ist die Heilung von einer Krankheit im Grunde genommen ein Normalisierungsprozess. Auch dieser läuft langsam ab. Wenn man die Heilung von Tag zu Tag erwartungsvoll betrachtet, wird man auch hier feststellen, es tut sich fast nichts. Jeder Tag erscheint vertan und doch tut sich viel. Mit Ungeduld hindert oder verzögert man nur die Normalisierung.

3.8 Das Bewusstsein als Zentrale unseres Denkens

3.8.1 Die innere geistige und die äußere Welt

Im Zentralnervensystem ist vieles von Geburt an angelegt, um den Lernprozess eines Kindes in einer realistischen Zeitspanne seines Lebens zu ermöglichen. Dazu gehören die Fähigkeit, Gehen, Sprechen, Lesen und Rechnen zu lernen, aber auch die Möglichkeit einer inneren Erlebniswelt sowie eine Vorstellung von Gott. Dieses Angelegte muss lediglich durch Übung in Gebrauch genommen werden.

Was im Gehirn nicht angelegt ist, kann man sich nicht vorstellen. Die in der inneren Welt angelegten Vorstellungen, die daher erlebt werden können, müssen angenommen werden, da sie ein Bestandteil der eigenen Persönlichkeit sind. Andernfalls gerät man in Widerspruch mit sich selbst.

Die im Zentralnervensystem verankerten Fähigkeiten ermöglichen es, die äußere Welt zu verstehen. Dabei ist es unerheblich, ob die in der inneren Welt erlebten Vorstellungen von der äußeren Welt richtig oder falsch sind. Entscheidend ist, dass sie helfen, mit der Umwelt zurechtzukommen. Für das Überleben eines steinzeitlich angepassten Menschen war die Einfachheit der Vorstellungen auf Kosten der absoluten Richtigkeit von großem Vorteil, da die Speicherkapazität des Zentralnervensystems begrenzt ist und einfache Konzepte wesentlich weniger Speicherplatz benötigen als komplexe, aber exakte Beschreibungen.

Die innere Welt wird durch innere Erfahrung bewiesen, die äußere Welt durch Messungen, die erst durch mathematische Beschreibungen – die Sprache der äußeren Welt – verständlich werden. Meditation ist als Weg zur inneren Welt eine Arbeit an sich selbst, die darauf abzielt, innere Hemmnisse aufzulösen, die die Erfahrung dieser Welt erschweren oder verhindern.

Die innere Welt wird als Heimat und wahre Natur der Seele erlebt. Während die äußere Welt als relativ wahrgenommen wird, erscheint die innere als absolut. Die Beschäftigung mit der äußeren Welt wird oft irrtümlich als Ablenkung vom eigentlichen Lebenszweck empfunden – nämlich die Heimat der Seele zu erreichen.

Der Physiker Heinrich Hertz (1857–1894) beschreibt die innere geistige Welt und die uns umgebende, außerhalb unseres Bewusstseins liegende Natur folgendermaßen: »In unserem Bewusstsein finden wir eine innere geistige Welt von Anschauungen und Begriffen, außerhalb unseres Bewusstseins liegt fremd und kalt die Welt der wirklichen Dinge. Zwischen beiden zieht sich als schmaler Grenzstreifen das Gebiet der sinnlichen Empfindungen hin. Kein Verkehr zwischen beiden Welten ist möglich als über diesen Grenzstreifen hinüber; keine Änderung in der Außenwelt kann sich uns bemerklich machen, als indem sie auf ein Sinnesorgan wirkt und Kleid und Farbe dieses Sinnes erborgt; keine Ursache unserer wechselnden Gefühle können wir uns in der Außenwelt vorstellen, als nachdem wir denselben, wenn auch ungern, sinnliche Attribute beigelegt haben. Von höchster Wichtigkeit für jede Erkenntnis der Welt ist es also, dass uns jener Grenzstreifen gründlich bekannt ist, damit wir nicht das, was ihm angehört, für das Eigentum der einen oder anderen der durch ihn geschiedenen Welten halten.«

»Glaube durch Erfahrung – beispielsweise in der Meditation (Religion, Theologie)

Wissen durch Messung und mathematische Beschreibung der Messergebnisse – in der exakten Naturwissenschaft

Beschreibung der inneren und äußeren Welt aus der Sicht der inneren Welt – als Schöpfung, etwa in der biblischen Schöpfungsgeschichte

Beschreibung der inneren und äußeren Welt aus der Sicht der äußeren Welt – als Natur, wie sie von der Naturwissenschaft verstanden wird«

3.8.2 Die Ergänzung der perfekten indischen Naturvorstellung

Für diejenigen, die durch Yoga-Erfahrung zum Naturverständnis des Yoga gelangt sind, wie es in der Samkhya-Philosophie beschrieben wird, stellen die technischen Errungenschaften des »Westens« ein großes Rätsel dar. Mit dem naturwissenschaftlich-technischen Teil der indischen Philosophie, insbesondere der Samkhya-Philosophie, lassen sich diese Leistungen nicht erklären. Wie ist das möglich? Was übersieht die indische Philosophie – und warum?

Die Meditationserfahrungen spiegeln das ererbte Wissen des archaischen Menschen wider, das ihm einst half, zu überleben. Dem heutigen Menschen hingegen stehen die modernen Schreibweisen der Ziffern, die heutige Mathematik als Sprache der Physik und Technik, die systematische Erforschung der Natur sowie die unbeschränkte Möglichkeit der Verbreitung wissenschaftlicher Erkenntnisse zur Verfügung – all das war dem archaischen Menschen unbekannt.

Der Mensch wird als archaisches Wesen geboren und muss durch Schule und Beruf die moderne Technik gegen seine innere Bestimmung erlernen, um in der heutigen Welt bestehen zu können. Hier stehen sich die innere Welt und die moderne Welt, in der wir leben, gegenüber. Um in Harmonie mit beiden zu leben, ist es sinnvoll und nützlich, zu meditieren – also Yoga zu praktizieren. Dadurch kann der Mensch ausgeglichener und in sich ruhender werden und so seine Aufgaben optimal erfüllen.

Heinrich Hertz formulierte es folgendermaßen: »Wir machen uns innere Scheinbilder oder Symbole der äußeren Gegenstände, sodass die denknotwendigen Folgen der Bilder stets wieder die Bilder seien von den naturnotwendigen Folgen der abgebildeten Gegenstände.« (Die virtuelle Welt)

Während die abendländische Naturwissenschaft und Technik durch Experimente und Messungen alles infrage stellt und ständig nach bisher Unbekanntem sucht, kann sie aus der Sicht der inneren geistigen Welt keine seelische Geborgenheit und Sicherheit bieten. Gerade diese Geborgenheit und Sicherheit vermitteln jedoch die Erfahrungen der inneren geistigen Welt.

Dennoch ist auch der Naturwissenschaftler und Techniker fasziniert von der ihm unbekannten Natur. Sie gibt ihm das Gefühl, ihre Geheimnisse mit seinen Methoden erforschen und sich zunutze machen zu können. Dadurch empfindet er sich als eins mit der Natur und erlebt ein Gefühl der Geborgenheit.

3.8.3 Die Welt der wirklichen Dinge

Unsere Sinnesorgane ermöglichen uns nur durch sehr schmale Wahrnehmungsbereiche den Zugang zur äußeren Welt – beispielsweise im optischen Bereich lediglich durch einen winzigen Ausschnitt des elektromagnetischen Spektrums. Zudem unterliegt diese Wahrnehmung individuellen Unterschieden, etwa durch unterschiedliche Filter wie bei Farbfehlsichtigkeit. Um die Mängel oder Einschränkungen der Sinnesorgane auszugleichen, bedient sich der Mensch technischer Hilfsmittel, die als Prothesen fungieren – etwa die Brille als Sehhilfe, das Hörgerät als Unterstützung für das Gehör oder die Krücke als Gehhilfe.

Auch die in den Naturwissenschaften eingesetzten Messgeräte und Messverfahren sind in diesem Sinne Prothesen, die die Leistungsfähigkeit der Sinnesorgane erweitern oder sogar neue Sinnesfunktionen hinzufügen. Die Nutzung dieser technischen Möglichkeiten hat unser Wissen über die Natur in bisher unvorstellbarem Maße vergrößert. Um die Natur jedoch wirklich zu verstehen, muss ihre Dynamik erfasst werden, die sich in konzentriertester Form nur mathematisch präzise beschreiben und somit verstehen lässt. Ohne diese mathematische Beschreibung bleibt es bei einem bloßen Aufzählen beobachteter Eigenschaften der Natur, wie es in der Yoga-Philosophie geschieht.

Die Mathematik ist die Sprache der Natur und stellt die höchstkonzentrierte Form einer Aussage dar. Sprache in Worten kann dagegen nur eine ungenaue, verschwommene Andeutung liefern. Beide – sowohl Mathematik als auch Sprache – sind Hilfsmittel und Werkzeuge ohne eigenständigen Wert. Wenn von der »Schönheit« mathematischer Gleichungen gesprochen wird, ist damit stets der Inhalt der Gleichungen gemeint, also das, was sie beschreiben: die Schönheit der Natur – niemals die Mathematik selbst. Es handelt sich dabei um lebendiges Wissen.

Um die Natur präzise zu beschreiben, muss die verwendete »Sprache« eindeutig sein. Für ein bestimmtes Phänomen darf es nur ein definiertes Wort oder mathematisches Symbol geben, und dieses darf ausschließlich das jeweilige Phänomen bezeichnen. Aus diesem Grund sind Begriffe in Rechtsvorschriften – etwa in Gesetzen, Verordnungen oder DIN-Normen – verbindlich festgelegt. In diesem Kontext ist Sprache, ebenso wie Mathematik, lediglich ein Mittel zum Zweck. Eine mathematische Gleichung, die nur auswendig gelernt, aber nicht verstanden wurde, ist vergleichbar mit einem auswendig gelernten Text in einer unbekannten Sprache – es bleibt totes Wissen.

3.8.4 Die Erschließung der inneren geistigen Welt durch Meditation

Die innere geistige Welt besteht aus mehreren aufeinander aufbauenden Bewusstseinsebenen. Diese Ebenen ermöglichen es dem Bewusstsein, sich schrittweise von subjektiven Einflüssen zu befreien und dadurch die uns umgebende Welt in immer subtilerer Form zu erfahren.

»Subtiler« bedeutet in diesem Zusammenhang, dass sich die Wahrnehmung von einer zunächst groben Betrachtung der Umwelt hin zu immer feineren Erscheinungen entwickelt. Dadurch werden Phänomene wahrgenommen, deren Existenz einem zuvor unbekannt war. Auch die innere Einstellung verändert sich – man sieht vieles mit anderen Augen.

Obwohl in der inneren geistigen Welt auch die äußere Natur erlebt und für alles dort Erlebte eine Erklärung gefunden wird, bleibt für den Naturwissenschaftler dennoch alles relativ, da es an messbaren, quantifizierbaren Angaben fehlt. Exakte Maßangaben spielen für das Erleben der inneren geistigen Welt jedoch keine Rolle.

In der westlichen Mystik sind viele solcher Erfahrungen beschrieben worden, insbesondere Samādhi-Erlebnisse, wie sie etwa bei Meister Eckhart (1260–1327) und seinen Schülern zu finden sind – ohne dabei vom Yoga-Gedanken beeinflusst zu sein. Ähnliche Erfahrungen lassen sich vermutlich auch bei späteren Dichtern wie Hölderlin, Novalis oder Theodor Storm finden.

Während es sich bei diesen beschriebenen Samādhi-Erlebnissen vermutlich um Spontanerfahrungen handelt, bietet der Yoga eine aktive Methode, um gezielt in tiefere Schichten der inneren geistigen Welt vorzudringen.

Für den archaischen Menschen müssen die Versenkungserfahrungen zum Überleben ein Vorteil gewesen sein, sonst wären sie nicht genetisch verankert worden. Sie sind so tiefgreifend und klar, dass das tägliche Erleben im Vergleich blass erscheint. Deshalb bestimmten diese Erfahrungen das Leben der Menschen in Bezug auf Religion und Naturverständnis.

Dem gegenüber steht die moderne exakte Naturwissenschaft, die sich durch Messung und mathematische Beschreibung auszeichnet, im Gegensatz zur Erfahrung in der Versenkung. Da man lange Zeit der festen Überzeugung war, dass die meditative Erfahrung die seelische und materielle Welt umfassend beschreibt, wurden die exakten Naturwissenschaften für viele Jahrtausende als unnötiges und sinnloses In-Frage-Stellen der Erfahrungswelt angesehen – eine Haltung, die sogar noch heute bei der Verurteilung Galileis zu beobachten ist.

Schon bei der ersten Yoga-Übung können diejenigen, die in Bildern denken, Bilderlebnisse haben. So habe ich, der Autor, einmal einen See mit superklarem Wasser erlebt, bei dem der Seegrund ganz deutlich zu sehen war, aber nur in Bruchteilen, da die Wasseroberfläche unruhig war.

In der Anfangszeit der Yoga-Übungen erlebt man oft angenehme Leuchterscheinungen, die viel heller als die Sonne sind, aber nicht blenden. Oder die Skelettmuskulatur entspannt sich, und man hat das Gefühl, immer größer zu werden – bis hin zu den Wolken. Solche Erlebnisse können auch Kinder bis zum 6. Lebensjahr haben. Wer in Bildern denkt, kann in der Versenkung viele solche Erfahrungen machen.

3.8.5 Tägliches Sehen und Bilderlebnisse in der Versenkung

Man sieht nicht mit der Brille und den Augen, sondern im Sehzentrum des Gehirns wird aus den eingehenden Signalen das Bild erarbeitet. Die in der meditativen Versenkung im Sehzentrum erscheinenden Bilder sind frei von den Störungen des täglichen Sehens und enthalten nur das Wesentliche. Sie sind daher viel deutlicher und intensiver. Die Aufnahmefähigkeit des Auges ist bezüglich der Helligkeit begrenzt, was für das Sehzentrum jedoch nicht zutrifft.

3.9 Die Bewusstseinserweiterung

3.9.1 Das neue Bewusstsein

Während eines kurzen Bewusstlosigkeitserlebnisses ist das Bewusstsein eingeschränkt. Mit zunehmender Vertrautheit mit dieser Versenkungsstufe wird man wieder bewusster. Zu Beginn lassen sich der Wachzustand und der Versenkungszustand deutlich unterscheiden. Beide werden getrennt und nacheinander erlebt. Mit den Monaten oder Jahren dehnt sich das Bewusstsein jedoch aus, und man kann immer stärker beide Zustände gleichzeitig erleben. Es kommt somit zu einer echten Bewusstseinserweiterung. Das Bewusstsein erweitert sich auf Bereiche, die einem zuvor nicht zugänglich waren. In diese neuen Bereiche wächst man nur langsam hinein, nicht nur weil das Neue unbekannt ist, sondern auch, weil Altes aufgegeben werden muss. Welche Veränderungen dabei im Menschen vorgehen, beschreibt die Samkhya-Philosophie.

3.9.2 Die Spontanversenkung

Hat man das Glück, bei der Spontanversenkung in das kosmische Bewusstsein zu gelangen, so verändert sich in wenigen Minuten vieles. Man empfindet rückblickend, dass man die Welt vorher dumpf, verschleiert, farblos und so weiter wahrgenommen hat. Jetzt, in der Spontanversenkung, löst sich der Geräuschpegel auf, und damit wird der empfundene Lärm in Einzelgeräusche zerlegt, die alle genau zugeordnet werden können – man nimmt keinen Lärm mehr wahr. Dasselbe gilt für das Sehen, Riechen und Denken. Das grobe Denken ist durch das subtile Denken erweitert worden, was zu einem optimalen Denken führt und das Bewusstsein auf 200% steigert.

Alles erscheint nun brillanter und erheblich vielfältiger, was für den Beruf größere Kreativität, Einfallsreichtum und die Entfaltung von Begabungen ermöglicht. Dies ist von erheblichem Vorteil. Man ist frei von Neid, Neurosen, den Kategorien von Gut und Böse und so weiter. Die innere Welt ist ausgeglichen.

3.9.3 Das subtile Denken

Im Beruf als Universitätsprofessor bemerkt man beim subtilen Denken Zusammenhänge und Strukturen, die zuvor im Trubel des Lebens untergingen und daher nicht wahrgenommen werden konnten. Dieses subtilere Denken gilt für alle Bereiche wie die Sinnesorgane, Begabungen und das Problemlösen im Leben und Beruf. Die Evolution ist so beschaffen, dass das, was nicht gebraucht wird, abgebaut wird, und das, was gebraucht wird, wie das subtile Denken, aufgebaut wird. Um optimal leben zu können, sind Yoga-Übungen sehr hilfreich oder sogar eine Voraussetzung. Aber subtiles Denken ist immer nur im Rahmen der Intelligenzstruktur möglich.

Jemandem, der grob denkt, stehen nur wenige Entscheidungskriterien zur Verfügung, und was für ihn nachweislich unlösbar ist, kann für jemanden, der subtiler denkt und eine größere Anzahl von Kriterien zur Verfügung hat, lösbar sein. Da derjenige, der blockiert denkt, das subtile Denken nicht kennt und nicht für möglich hält, sich selbst für den Klügsten hält und die Ansicht des subtil Denkenden bezweifelt, gilt: Unter den Blinden ist der Sehende König. Doch der Blinde kann das Sehen nicht begreifen und stellt daher fest, dass mit seinem Empfinden etwas nicht stimmt. Nach Schoeck in *Der Neid* ist dies die Ursache für Inquisition und Hexenverbrennung.

3.9.4 Das subtile Denken als Umschaltvorgang im Gehirn

Das subtile Denken ist das Ergebnis eines von der Evolution vorgesehenen Resets: Im Notfall ein Umschalten im Gehirn auf »Normalfall«. Vor dem Reset durchlaufen Signale vom Stammhirn die Großhirnrinde mit all dem Gelernten und den Neurosen. Beim Reset gehen Signale vom Stammhirn direkt zu den Stellen der Großhirnrinde, ohne von den Neurosen und dem Gelernten beeinflusst zu werden. Stellt man sich all die Neurosen, all das Gelernte wie Baustellen im Straßenverkehr zu, ist dies vergleichbar mit einem Auto, welches im Straßenverkehr durch ebendiese Baustellen behindert wird. Der Zustand nach dem Reset gleicht hingegen einem Flugzeug, welches von oben die Baustellen zwar sieht, aber nicht durch sie behindert wird, und sich einen einen Überblick verschaffen kann. In Gefahrsituationen ist dies zweifellos ein Überlebensvorteil.

Wenn die Signale vom Stammhirn kommend die Großhirnrinde durchlaufen, entspricht das dem linearen Denken, eins nach dem anderen, dem streng logischen Denken, nach Ansicht von Geisteswissenschaftlern eine Voraussetzung für das Studium. Streng logisch zu denken ist die Grundvoraussetzung der Computer, und die sind hochintelligente Vollidioten. Physiker sind im streng logischen Denken am wenigsten begabt, weil es der Kreativität und dem Einfallsreichtum, eine Voraussetzung für den Beruf des Physikers, widerspricht. Dafür ist die Sprache des Physikers, die Mathematik, streng logisch. Stimmen Messergebnisse und Berechnung nicht überein, so waren die Randbedingungen für die Berechnung nicht richtig oder vollständig und damit eine Möglichkeit für Entdeckungen.

So wie der (in die Meditation) Einzuführende in der Regel erst einmal grob denkt, nimmt er auch die Wirkung des Mantras grob wahr. Wird sein Denken dann durch Yoga-Übungen subtiler, nimmt er auch die sensibleren beziehungsweise subtileren Eigenschaften des Mantras wahr und so können diese dann erst auf ihn einwirken.

3.9.5 Erlebnisse in der Yoga-Übung

Zum Schluss noch zwei Erlebnisse bei Yoga-Übungen, die ich sehr intensiv erlebt habe, dagegen verblassen alle Tageserlebnisse. Aber in den Yoga-Übungen sind diese Erlebnisse Hindernisse, die einen vom Weitermeditieren abhalten und deshalb nicht beachtet werden dürfen – so wie einen langweiligen Film. Es sind Erscheinungen und Fähigkeiten in der Versenkung wie Blumen am Wegesrand eines Wanderers, die man nicht beachten soll, weil sie von der Wanderung bzw. der Meditation ablenken. Der Narr fragt immer nach Zeichen.

3.9.6 Der feinstoffliche Körper

In der Yoga-Übung sah ich in der Ferne mit unscharfem Rand eine blaue Fläche, die langsam auf mich zukam und eine stark anziehende Wirkung oder Kraft hatte. Als sie näher kam, zog sie aus meinem Körper den feinstofflichen Körper heraus und vereinigte sich mit ihm. Zurück blieb der dunkelgraue, sich warm fühlende materielle Körper. Der feinstoffliche Körper, das war ich, befreit von den »unruhigen Bewegungen« der inneren Welt. Ich war frei oder doch nicht, denn der feinstoffliche Körper zerrte an meinem Unterleib, von wo er nicht freikam, und da dachte ich sofort an die sexuelle Verklemmung durch meine Erziehung: Die Mutter meiner Mutter lief immer mit der Bibel in der Hand herum und sexuelle Lustgefühle waren für sie Teufelswerk.

Gerade für einen Physiker ist der feinstoffliche Körper sehr interessant. Er hat Augen, aber sieht nicht damit, sondern nimmt wahr. Auch mit den Ohren hört er nicht, sondern nimmt wahr, was der andere denkt. Der feinstoffliche Körper hat die gleiche Intelligenzstruktur wie der materielle Körper. Versuche haben gezeigt: Der feinstoffliche Körper kann nicht fotografiert werden. Vielmehr ist er eine innere Vorstellung, und diese Vorstellung hat sich in der Evolution genetisch durchgesetzt, weil es dem Betroffenen die subjektive Gewissheit der Unsterblichkeit gibt. In der Yoga-Übung gilt: Sich über die Wahrnehmung des feinstofflichen Körpers freuen, aber nicht weiter beachten und weiter meditieren.

3.9.7 Die immerwährende himmlische Freude

Ein weiteres Erlebnis während einer Yoga-Übung war, dass sich ein einzelner Gedanke in seine Bestandteile auflöste, er atomisierte sich. Die für sich getrennten Bestandteile kreisten um sich selbst und lösten sich dann auf. Ich empfand reines Fühlen ohne jegliches Denken. Es war himmlisch. Ich fühlte mich im Himmelreich im Jenseits und das in einer Intensität, die überwältigend war. Ich hatte das Gefühl, die Tageserlebnisse und die materielle Welt waren gestorben, ich war im Himmelreich, da wo ich mich nach meinem physischen Tod befinden werde. Es war unendliche Freude. Aber ganz, ganz schwach hatte ich das Gefühl an meine Frau und auch ein unscharfes Gefühl, noch Aufgaben und Verpflichtungen zu haben. Nein, ich wollte noch nicht tot sein und – plumps – war ich wieder im Diesseits, im »Pisspott« der materiellen diesseitigen Natur. Ich war darauf nicht vorbereitet und so hatte ich Probleme, es anzunehmen. .

4 DAS HANDELN IM SAMADHI-ZUSTAND

Nur Fühlen, reines Sein

Zu den unruhigen Bewegungen, die zur Ruhe gebracht werden sollen, gehört als Letztes der Zwang, immer denken zu müssen. Man erlebt, wie Gedanken in der Meditation abnehmen und der letzte Gedanke sich dann in seine Bestandteile, in »Atome«, auflöst, die sich dann wiederum auflösen und verschwinden. Man erlebt und wird durchdrungen von einer himmlischen Freude als Grundstimmung, die immerwährend ist und vorher von den unruhigen Bewegungen des Immer-Denken-Müssens zugedeckt war. Man lebt jetzt in einer Vorstellungswelt des Fühlens, des reinen Sein. Der Körper befindet sich jetzt im Sparmodus, einem Minimum an Atmung, Sauerstoffverbrauch und Kalorienbedarf.

Einspitzigkeit

Unabhängig vom Immer-Denken-Müssen muss der Yoga-Übende seinen täglichen Verpflichtungen nachgehen. Bei der Yoga-Übung begibt er sich hingegen in den Zustand des Seins. Das sind zwei verschiedene Ebenen – wie die zwei Seiten einer Pfeilspitze: Die obere Seite ist zuständig dafür, Aufgabe zu lösen, die untere Seite ist reines Sein, Fühlen. Nun müssen beide Seiten zusammengeführt werden, eben in der Pfeilspitze. Beide Seiten oder Ebenen werden in der Spitze zusammengeführt, also ein spitzig gemacht. Es wird nur noch gedacht, wenn eine Aufgabe oder Problem vorliegt, sonst befindet man sich in völliger innerer Ruhe.

Was man erreicht hat

Nach ungefähr eineinhalb Jahren intensiver Yoga-Übungen kann man die Seligkeits-Bewusstseins-Stufe erreichen. Kein Neid hemmt einen mehr, kein neurotisches Verhalten anderer berührt einen. Nach weiteren intensiven Yoga-Übungen kann man die Stufe der himmlischen

Freude als Grundstimmung erreichen und damit die Befreiung von dem Zwang, immer denken zu müssen. In dieser Phase ist das Mantra dauerpräsent. Um am täglichen Leben teilzunehmen, macht man den Geist einspitzig.

Nach der ersten Stufe schaltet das Gehirn um. Die Signale vom Stammhirn kommend durchlaufen nicht mehr die Großhirnrinde mit ihren Neurosen, Neid usw., die das Denken einengen und nur grobes Denken ermöglichen, sondern gehen direkt zu den Stellen der Großhirnrinde, was ein Reset in den ursprünglichen Zustand ist. Keine Einengung des Denkens mehr durch Neid usw. Zum Beispiel Vogelstimmen, die vorher im Geräuschpegel der Natur untergingen, sind jetzt deutlich zu hören. Die Sinnesorgane sind nicht empfindlicher geworden, sondern das Gehirn ist nicht mehr von Neid blockiert und kann jetzt die von den Sinnesorganen kommenden Signale differenzierter verarbeiten und wird als subtiles Denken bezeichnet im Unterschied zum groben Denken.

Manche Yoga-Ausübende sehen als Ziel ihrer Übung das Seligkeitsbewusstsein oder die himmlische Freude, aber das ist nicht im Sinne der Bhagavadgita, denn es ist ein statischer Zustand und nicht im Sinne der Evolution. Der Sinn des Lebens ist Handeln im Sinne der Evolution.

Das subtile Denken ist immer nur im Rahmen der Intelligenzstruktur möglich. Begabungen und Fähigkeiten, die vorher durch das grobe Denken zugedeckt waren, können sich jetzt entfalten. Der subtil Denkende hat ganz andere Möglichkeiten zu denken und zu handeln als ein grob Denkender, bei dem diese Möglichkeiten von seinem groben Denken her unzugänglich sind.

Es bleiben viele Fragen offen, mit den sich die westliche Wissenschaft beschäftigen sollte. Zu den Fragen, die noch zu beantworten wären zählen: Was ist denn nun genau subtiles Denken und wie denkt man subtil und was habe ich davon usw. usf. Das müsste eigentlich bei der Beschreibung des Samadhi-Zustandes behandelt werden, also das Positive, stattdessen wird das Negative aufgezählt, was ich alles überwinden muss wie Neid usw., wie im Christentum den Teufel in mir.

4.1 Tat vollführen ohne Anhaften

»Wer die Sinne durch den Geist kontrolliert, ohne dass Anhaften die Organe der Aktivität im Yoga des Tuns bindet, der ragt hervor (Bhg III, 7)«: Der Yoga des Tuns oder Karma-Yoga ist Ausführung des Tuns mit einer Fertigkeit, die den Sinnen der Wahrnehmung nicht erlaubt, sich tiefe Eindrücke der Erfahrung einzuprägen. Die Organe der Tätigkeit bleiben bei der Arbeit während der Handlung für Erfahrungen empfänglich; die Sinne der Wahrnehmung setzen auch ihre Erfahrung fort, allerdings ist die Weise ihrer Aktivität eine solche, dass, während sie voll erfahren, tiefe Eindrücke der Erfahrung nicht von ihnen registriert werden. Der Mensch, der fähig ist, in dieser Weise zu erfahren, wird hier als tätig »ohne Anhaften« beschrieben.

Nicht anzuhaften an den Früchten der Tat ist ein besonderer Zustand des Geistes, nicht auf der Ebene des Denkens, sondern auf der des Seins. Dazu steht in der BAhva sinngemäß: »Es wäre ein Fehler, eine Empfindung des Nichtangehaftetseins an die Früchte der Tat während der Aktivität aufkommen zu lassen. Es wäre glatter Betrug zu versuchen, intellektuell auf der Ebene des Denkens oder durch Herstellung einer Stimmung die Idee oder das Gefühl aufzubringen: ›ich führe diese Tat aus, um Gottes oder um der Pflicht willen und habe kein Verlangen nach ihren Früchten; ich führe zwar tatsächlich diese Tat aus, aber in Wirklichkeit tue ich sie nicht; ich bin brahman, die Tat ist brahman, und die Frucht der Tat ist ebenfalls brahman, so ist auch die Frucht nichts anderes als mein eigenes Selbst und dieses Selbst bin ich bereits. Welche Notwendigkeit besteht daher, über die Frucht der Tat nachzudenken?‹ Diese Art des Denkens hat nichts zu tun mit der Doktrin des Nichtanhaftens in Karma Yoga oder sanyasa, und jeder, der versucht, das Nichtanhaften auf der Basis eines solchen Denkens zu leben, täuscht sich nur selbst« (Bhg VI, 1).

4.2 Nicht anhangen

»Nicht anhangen« bedeutet eine einfache, leichte und entspannte Art des Lebens, mit einem richtigen Sinn für seine Werte, ohne irgendeiner Sache eine ungebührliche Wichtigkeit zu geben; denn anhangen beschränkt das Leben dadurch, dass auf einen bestimmten Aspekt besonders Nachdruck gelegt wird. Nicht anhangen heißt nicht, sich von den Verantwortlichkeiten des Lebens zurückzuziehen, sondern vielmehr allen Aspekten des praktischen Lebens das ihnen Zustehende zu geben, während das Selbst spontan als getrennt von Aktivität erhalten bleibt. Das geschieht, wenn transzendentales Bewusstsein zum kosmischen Bewusstsein aufwächst. Hier ist der Zustand des Nichtanhangens gemeint und nicht die Übung, um diesen Zustand zu gewinnen. »Übung« (transzendentale Meditation) bringt den Geist in Kontakt mit dem transzendentalen Sein, während das entspannte Leben des Nicht – anhangens dem Sein hilft, auf dem Gebiet der Aktivität gelebt zu werden. (Bhg VI, 35)

4.3 Diszipliniert

Einen Menschen, »der diszipliniert ist« (Bhg VI, 36), meint einen Menschen, der einen rechten Sinn für Werte hat, der nicht die Aktivität des relativen Lebens mit dem Selbst oder dem absoluten Sein verwechselt. Er meint den Menschen, der kosmisches Bewusstsein verwirklicht hat. »Für einen undisziplinierten Menschen ist Yoga schwer zu erreichen«. Der Geist ist zuchtlos, wenn er nicht zufrieden ist und gleichzeitig sieht er das ganze Gebiet der Sinnentätigkeit offen vor sich, um es zu erforschen. Er wird erzogen, wenn er durch die dauernde Erfahrung der transzendenten absoluten Seligkeit in kosmischem Bewusstsein Zufriedenheit gewinnt. Das Wort »diszipliniert« zeigt an, dass der Geist, selbst wenn er sich mit den Sinnen für den Genuss ihrer Objekte verbindet, seinen Gleichmut nicht verliert, der durch die Verwirklichung des Selbst – als getrennt von Aktivität – beständig geworden ist.

4.4 Vergnügungen, geboren aus Kontakt

Alle Vergnügungen, geboren aus Kontakt, sind gemäß der Methode des Yoga nur Quellen des Leidens; sie haben einen Anfang und ein Ende. Der erleuchtete Mensch genießt sie nicht (Bhg V, 22). »Kontakt« bedeutet dabei Kontakt des Selbst mit dem Feld der Aktivität oder Erfahrung. Hier wird der Zustand geschildert, in welchem das Selbst nicht unberührt bleibt, in welchem das Selbst von Erfahrung und Genuss der Sinne eingeschlossen bleibt. »Der erleuchtete Mensch genießt sie nicht«: Gegründet im Zustand ewiger Seligkeit (brāhmisthiti) und das Selbst als getrennt von Aktivität erfahrend, ist er von Natur aus über die Erscheinungsphase des Lebens, über die flüchtigen Freuden des relativen Bereiches emporgestiegen und so nicht in einer Verfassung, zeitweilige Freuden zu genießen. »Sie haben einen Anfang und ein Ende«: Dieser Ausdruck stellt einen Kontrast zur »ewigen Seligkeit« dar.

4.5 Tun im Nichttun und Nichttun im Tun

Hier geht es um das Tun, ohne emotional berührt zu sein. Um emotionale Ruhe trotz Aktivität.

»Er, der im Tun das Nichttun und im Nichttun das Tun sieht, ist weise unter den Menschen. Er ist geeint, er hat vollendet alles Tun« (Bhg IV, 18): Das bedeutet, dass, während der Geist mit den Sinnen und mit Tätigkeiten beschäftigt ist, das Tun in der Stille des inneren Seins verankert ist. Diese Verankerung versorgt ihn mit der Erfahrung der Stille inmitten aller Aktivität.

Für den Menschen, der »im Tun das Nichttun sieht«, ist die Durchdringung des gesamten Tuns durch das Nicht-Tätige, das Immer-in-Stille-Sein eine lebendige Realität. Für ihn überschattet das Tun nicht den Zustand des Nichttuns oder Seins, das ihm unterliegt. Er lebt das Immer-in-Stille-Sein, das alle Aktivität der Sinne, des Geistes und des Körpers durchdringt; er sieht Stille in Aktivität und Aktivität in Stille.

4.6 Frei von Verlangen nach jeglichem Genuss

Wenn der Geist vollständig gefestigt und im Selbst allein gegründet ist, wenn er frei ist vom Verlangen nach jeglichem Genuss, dann kann von ihm gesagt werden, dass er vereint ist (Bhg VI, 18): »Frei von Verlangen nach jeglichem Genuss« besagt, das Verlangen nach Genuss erwächst aus dem Mangel an Zufriedenheit, der entweder auf eine Unerreichbarkeit der Sinnesobjekte oder auf die Unfähigkeit der Sinne, die vorhandene Freude zu erfahren, zurückzuführen sein dürfte. Aber ist ein Mensch einmal in dem in diesem Vers beschriebenen Zustand gegründet, dann ist er ewig zufrieden, und dieser Zustand dauernder Zufriedenheit lässt keinen Raum für irgendein Verlangen nach Genuss aufkommen.

Dieser Zustand liegt auf der Ebene jener vollständigen Erfüllung des Lebens, in der das individuelle Sein eins mit dem kosmischen Sein ist.

4.7 Vereint

»Der Yogi gilt als vereint, der in Erkenntnis und Erfahrung zufrieden ist, unerschütterlich, Meister der Sinne, der in Erfahren von Erde, Edelstein oder Gold ausgeglichen ist« (Bhg VI, 8): Wenn der Geist durch eine vollständige, klare intellektuelle Vorstellung von der Realität befriedigt ist und das Herz durch direkte Erfahrung ihrer seligen und ewigen Natur zufriedengestellt wurde, dann gewinnt ein Mensch ewige Zufriedenheit. Nur dann steht er fest in der eigenen Lebenslage. Solch eine »unerschütterliche« Natur verhält sich im Bereich der Sinne immer als »ein Meister der Sinne« und niemals als ihr Sklave. Er ist ein Yogi, dessen Leben in allen Erfahrungen durch einen ausgeglichenen Zustand des Geistes gekennzeichnet ist.

Im Vers VI, 8 wurde der Ausdruck »vereint« gebraucht, um die Unparteilichkeit des Sehens zu bezeichnen; im Vers 14 wird es in einer viel weiteren Bedeutung angewandt. Es wird benutzt als Begriff für das ganze Sein, das ganze Gebiet des Geistes umfassend, seine Stille wie seine Wünsche und Aktivitäten, das ganze Feld des Lebens, das zwischen den beiden Extremen, der Gebundenheit und der ewigen Freiheit liegt, zwischen dem individuellen Menschen und dem kosmischen Göttlichen.

4.8 Eine Lampe, die an einem windstillen Ort nicht flackert

Eine Lampe, die an einem windstillen Ort nicht flackert – damit wird der Yogi des unterworfenen Denkens verglichen, vereinigt mit dem Selbst praktizierend (Bhg VI, 19): Während der Meditation fährt das Objekt der Erfahrung fort, in seinen schwächer werdenden Zuständen wahrgenommen zu werden, aber wenn der feinste Zustand der Erfahrung überschritten ist, dann ist der Geist frei vom Einfluss beider, des Objekts und der Sinne, durch die er erfahren hat. Solange der Geist durch die Sinne und ihre Objekte beeinflusst wird, gleicht er einer Lampe, die im Wind flackert, aber einmal aus ihrem Einfluss entfernt, wird er standhaft wie »eine Lampe, die an einem windstillen Ort nicht flackert«.

Solange der Geist mit dem Objekt verbunden ist, solange ist er der erfahrende Geist; aber wenn das Objekt der Erfahrung schwächer wird bis zu dem Punkt, wo es verschwindet, hört der Geist auf, erfahrender Geist zu sein. Bewusster Geist wird bewusst sein. Aber während dieses Prozesses der Umwandlung gewinnt er zuerst den reinen Zustand seiner eigenen Individualität.

Es ist interessant zu sehen, dass der Vers nicht vom Geist, sondern vom Denken als standhaft spricht. Das benutzte Sanskrit-Wort ist citta, was jenen Aspekt des Geistes bezeichnet, welcher eine ruhige und stille Sammlung von Eindrücken oder Samen von Wünschen ist. Citta ist wie Wasser ohne kräuselnde Wellen. Es wird manas oder Geist genannt, wenn kleine krause Wellen aufkommen.

4.9 Begehren und Ärger

»Begehren und Ärger« (Bhg V, 23) gehören zum Gebiet des Geistes. Für die Ausführung jeder geistigen Aktivität muss notwendigerweise eine entsprechende Aktivität in der physischen Struktur des Nervensystems vorhanden sein. Die geistige Aktivität von Begehren und Ärger produziert eine sehr kraftvolle »Aufregung« im Nervensystem. Es ist diese physische Aufregung, die das Nervensystem zur Aktivität aufwühlt. Im Falle eines nicht-verwirklichten Menschen kommt diese Aufregung sofort in Rede und Tat zum Ausdruck; aber in einem verwirklichten Menschen ist sie mit ewiger Ruhe verankert, wie ein Schiff mit dem Grund der See verankert ist. Sein Nervensystem hält unerschütterlich jenen Zustand ruhevoller Wachsamkeit aufrecht, welcher der reinen Wahrnehmung des Selbst entspricht, und dieser Zustand ruhiger Wachsamkeit verhindert den Aufruhr durch Begehren und Ärger im Nervensystem. So ist es zu verstehen, dass der Zustand des Nervensystems in einem verwirklichten Menschen das Entstehen von Aufregung nicht erlaubt.

4.10 Mäßig im Schlafen und Wachen

Im höheren Sinne bedeutet der Ausdruck »mäßig im Schlafen und Wachen» (Bhg VI, 17), dass man sich den Zuständen von Schlafen und Wachen nur im bescheidenen Maße hingeben soll. d.h. dass der Wachzustand, der Zustand des Erkennens und Erfahrens der objektiven Welt in erster Linie durch die Sinne aufrechterhalten wird, während der Geist vorzugsweise im Geist festgehalten wird. Und im Schlafzustand sind der Körper und die Sinne vollständig von Aktivität abgezogen. Der Geist hingegen wird vom Schlaf nicht überfallen: Obgleich abgelöst von aller Aktivität, ist er wach in seiner Wahrnehmung. In Bhg I, 24 wird als »Herr des Schlafes« jemand bezeichnet, der den Schlaf, die Müdigkeit des Geistes beherrscht.

4.11 Sein eigener Freund

Der Ausdruck, »er allein ist tatsächlich sein eigener Freund« (Bhg VI, 5), deutet an, dass der Geist nur in seinem reinen Zustand transzendentalen Bewusstseins für sich selbst nützlich ist. Wenn er jenen Zustand des Seins verlässt, wird er als sein eigener Feind, der ihn um seinen kosmischen Status beraubt. Wenn er aber fortfährt zu üben und sich zum kosmischen Bewusstsein erhebt, dann wirkt er durch die Aufrechterhaltung dieses kosmischen Status als sein eigener Freund. Durch Meditation wird eine Situation geschaffen, in der das Selbst unverdeckt gefunden wird, entfaltet in seiner reinen und wesentlichen Natur, ohne Schatten, der durch irgendetwas darauf geworfen wird.

4.12 Das Selbst

Das Selbst hat zwei Nebenbedeutungen: das niedere Selbst und das höhere Selbst. Das niedere Selbst ist jener Aspekt der Persönlichkeit, der sich nur mit der relativen Seite der Existenz befasst. Es besteht aus dem Geist, der denkt, dem Intellekt, der entscheidet, dem Ego, das erfährt. Dieses niedere Selbst funktioniert nur in den relativen Zuständen der Existenz – wachend, träumend und tief schlafend. Immer im Bereich der Relativität bleibend, hat es keine Chance, die wirkliche Freiheit des absoluten Seins zu erfahren. Aus diesem Grunde gehört es zur Sphäre der Gebundenheit. Das höhere Selbst ist jener Aspekt der Persönlichkeit, der sich niemals wandelt, absolutes Sein, das die wirkliche Basis des ganzen Feldes der Relativität ist, das niedere Selbst eingeschlossen.

Wenn das niedere Selbst in dieser Weise durch das höhere Selbst bewältigt und von diesem vollständig akzeptiert worden ist, dann werden beide zu einer Entität. Und dann entwickelt sich ein Zustand, in welchem jedes vertraut mit dem Reich des anderen in vollem Zusammenhalt der Existenz gefunden wird (Bhg V, 7).

Meditation entfaltet nicht das Selbst, sondern das Selbst entfaltet sich durch sich selbst zum Selbst – so wie der Wind keine Wirkung auf die Sonne hat, sondern lediglich den Weg von Wolken klärt und die Sonne durch ihr eigenes Licht leuchtend gefunden wird. Die Sonne des Selbst ist selbst-strahlend. Meditation führt nur den Geist aus den Wolken der Relativität. Der absolute Zustand des Selbst strahlt immer in seinem eigenen Glanz (Bhg VI, 5).

4.13 Die Sinne bezwingen

»Wer die Sinne bezwungen hat« (Bhg V, 7), beherrscht sie. Tatsächlich befinden sich die Sinne unter dem Kommando des Geistes. Jeder weiß, dass die Augen nur sehen, wenn ein Mensch sehen will. Wenn er nicht zu sehen wünscht, wird er selbst mit geöffneten Augen nicht sehen. Daher erscheint der Sieg über die Sinne keine erkennbare Bedeutung zu haben. Der diesen Ausdruck innewohnende Sinn besagt, dass, wenn das Sein zuerst in die Natur des Geistes einzuströmen beginnt, der Geist von einem Gefühl der Selbstgenügsamkeit wie berauscht ist. Wenn der Geist sich in diesem Zustand durch die Sinne betätigt, benimmt er sich in einer ziemlich sorglosen Weise, die als eine Art von Indifferenz angesehen werden könnte.

In einem fortgeschritteneren Zustand der Erleuchtung verringert sich diese besondere Empfindung der Indifferenz, und das Verhalten des Geistes wird natürlicher. Aktivität in der äußeren Sphäre des Lebens wird durch den natürlichen Zustand innerer Stille harmonisiert. Tätigkeit resultiert aus dem Zusammenwirken von Geist und den Organen der Tätigkeit. Gleichzeitig befähigt das Zusammenwirken des Geistes mit den Sinnen der Wahrnehmung die Sinne, Erfahrung zu registrieren. Mit dem Einströmen des Seins in den Geist verzeichnen die Sinne der Wahrnehmung, während sie mit dem Prozess der Erfahrung beschäftigt sind, keine tieferen Eindrücke der Erfahrung. Die Eindrücke, die sie empfangen, genügen gerade, um sie zur Erfahrung zu befähigen, sind aber nicht tief genug, um die Saat für künftige Wünsche zu formen. Das wird nach und nach wirkungsvoller, wenn der Geist sich im Sein als fester gegründet erweist. Das ist dann die innere Mechanik zur Bemeisterung der Sinne.

4.14 Herr der Eigenschaften

Die transzendentale Meditation bewirkt richtig ausgeübt eine Umschaltung des Wahrnehmens und Handelns derart, dass der Wahrnehmende und Handelnde die Natur, in der er wahrnimmt und in der er handelt, in einer Vollkommenheit erfasst, so dass er mit ihr eins wird. Während des Schlafes, obgleich abgezogen von allen Aktivitäten, ist er wach in seiner Wahrnehmung. Er ist Herr des Schlafes, im Yogaschlaf.

Innere Stille ermöglicht den Sinnen größtmögliche Informationsaufnahme und dem Geist, mit dem betrachteten Objekt eins zu werden. Er ist Herr der Sinne. Diese Tatsachen ermöglichen zum Beispiel dem Bogenschützen, unfehlbar zu sein, Herr des Bogenschießens zu sein.

Alle Wünsche erfüllen sich, denn unerfüllbare Wünsche kommen erst gar nicht auf, und bei erfüllbaren Wünschen wird ohne Schwierigkeiten ein Weg zur Realisierung gefunden. Aufgrund des ekagrata-Erlebnisses kann der Meditierende emotional Worte nachempfinden, auch wenn er eine Sprache nicht kennt. Bei anderen Menschen kann er deren innere Gefühle nachempfinden. Die Gefühlstönung und inneren Kräfte, die das Handeln im Augenblick bestimmen, empfindet der Erleuchtete bei anderen Lebewesen nach. Auch ist er in der Lage, sich den anderen Lebewesen mitzuteilen.

Als dreizehnjähriger Junge erlebte der Autor Folgendes: In dem Treppenhaus eines vierstöckigen Hauses hatte sich ein Singvogel verfangen. Wir Kinder öffneten das Fenster weit und versuchten, den Vogel durch Lärmen hinauszujagen. Doch anstatt zu entkommen, verfing er sich immer mehr in den dunklen Ecken. Ein Brahmane, der im vierten Stock wohnte und unser Lärmen hörte, kam herunter und erkundigte sich nach unserem Tun. Er erklärte uns, dass wir unsere Unruhe auf den Vogel übertrügen und er deshalb nicht frei handeln könne. Wenn wir jedoch ruhig wären, würde sich unsere Ruhe auf ihn übertragen, und er würde instinktiv das Richtige tun.

Der Brahmane wies uns an, ganz still auf den Treppenstufen zu sitzen. Sobald wir zur Ruhe gekommen waren, hob er seine Hand und hielt seinen Zeigefinger waagerecht. Dann sprach er in einer uns unverständlichen Sprache mit dem Vogel. Der Vogel setzte sich daraufhin auf seinen Zeigefinger, und der Brahmane ging mit ihm langsam die Treppen hinunter. Am offenen Fenster angekommen, hielt er den Vogel nach draußen. Dann sagte er zu uns: »Wenn ich jetzt mit dem Vogel spreche, wird er wegfliegen. Vorher wird er es nicht tun.« Anschließend sprach er erneut mit dem Vogel – und dieser flog davon.

4.15 jīvan-mukta

Das Yoga Vasishtha beschreibt einen »jīvanmukta«, d.h. einen befreiten Menschen, folgendermaßen: »Freuden entzücken ihn nicht, Schmerzen quälen ihn nicht. Obwohl er äußerlich weltliche Handlungen vollbringt, ist er an keinen Gegenstand innerlich gebunden. Sein Verhalten belästigt niemanden. Er benimmt sich wie ein idealer Bürger und ist allen ein Freund. Äußerlich ist er sehr geschäftig, doch im Herzen ruhig und still. Er ist frei von den Beschränkungen, die Kaste, Glauben, Lebensstadium, Brauch und Schriften auferlegen. Er ruht unbewegt in der höchsten Seligkeit. Er arbeitet nicht, um irgendetwas für sich selbst zu erlangen. Er ist immer glücklich, und der Glanz der Heiterkeit weicht nie von seinem Gesicht. Obwohl er mit Handlungen beschäftigt ist, die Zeit, Ort und Umständen angemessen sind, berühren ihn daraus weder Schmerz noch Freude. Nie ist er verzweifelt, stolz, erregt, niedergeschlagen, beunruhigt oder übermütig. Er ist voller Energie und Großmut, selbst wenn er von Feinden umgeben ist. Er arbeitet ohne Ängste, egoistische Gefühle, Stolz oder Unreinheit des Herzens. Alter, Tod, Elend und Armut bereiten ihm die gleiche Freude, wie die Herrschaft über ein Reich. Er hält seinen Körper gesund und enthält ihm die Erfüllung seiner Bedürfnisse nicht vor. Das Leben eines befreiten Weisen ist wirklich das edelste und glücklichste Leben. Er verbreitet überall Güte. Alle Geschöpfe, die ihn gesehen, von ihm gehört, ihn getroffen und seiner gedacht haben, sind der Freude voll«.

4.16 Hindernisse: Die Erscheinungen und Fähigkeiten (siddhis und vibhutis)

Über die Erscheinungen und Fähigkeiten heißt es:
Im Yoga sind es Nebenerscheinungen, Hindernisse, die die Meditation verhindern, aber Hinweise über den Meditationsfortschritt für die Vergabe von Fertilizern, Fortgeschrittenen-Mantren, sein können.

In der Religion sind es Erscheinungen, von denen das Neue Testament voll ist. Sie gelten oft als Beweise für die Existenz Gottes und stellen die Grundlage des Glaubens dar.

Die Erscheinungen und Fähigkeiten sind in Wirklichkeit Hindernisse, obwohl sie, wenn man sie erlangt, als Vollkommenheiten angesehen und als solche zur Kenntnis genommen werden sollen – aber nicht mehr. Sie sind Nebenerscheinungen des höheren Lebens, die Blumen am Wegesrand, die wir pflücken können, ohne jedoch unsere Reise zu unterbrechen. Der wahrhafte Sucher lässt sich nicht von ihnen aufhalten. Nur durch die Nichtbeachtung dieser Vollkommenheiten kann die Freiheit erreicht werden. Wer den magischen Kräften verfällt, gerät schnell in den Abstieg.

Die Verlockung unbegrenzter physischer und geistiger Kraft wurde möglicherweise eingeführt, um weltlich Gesinnte dazu zu bewegen, nach einem höheren Leben zu streben.

Der Narr fragt immer nach Zeichen.

In den Yogamerksprüchen werden mehrere Dutzend Gegenstände von Samyama (Tiefenbesinnung im Sinne von »das Herz daran setzen«, »das große Vertrauen«) beschrieben, was zeigt, mit welcher Intensität im Yoga eine umfassende Tiefenbesinnung angestrebt wird. Zu jedem dieser Gegenstände werden die Siddhis (Erscheinungen) genannt, die durch eine solche Tiefenbesinnung erlangt werden können. »Siddhi« stammt von der Wurzel sidh (»erreichen, zum Ziel gelangen«) und bedeutet »die Erlangung des Zieles«. Ein Synonym ist vibhūti (»Fähigkeiten«), was wörtlich »die Machterlangung oder Machtvollkommenheit« bedeutet.

Um das Folgende zu verstehen, sollte man bedenken, dass man im Stressbewusstsein den Träumen willenlos ausgeliefert ist. Mit zunehmender Meditationserfahrung verändert sich dies allmählich: Die

Träume gehen fließend über in eine feinstoffliche Erlebniswelt, einen »feinstofflichen« Raum – den Äther. Je mehr man in diese Erlebniswelt hinübergleitet, desto mehr lösen sich die hilflosen Zwänge der Träume auf, und immer mehr »Fähigkeiten« stehen einem zur Verfügung.

Was hat man davon? Durch diese Fähigkeiten kann der Meditierende aktiv in seinen Träumen handeln und angstfrei träumen. Dies wiederum beeinflusst das Gehirn, sodass ein Umstrukturierungsprozess im Sinne einer Heilung einsetzt – durch das »Zur-Ruhe-Bringen« der unruhigen Bewegungen der inneren Welt, wie Angst oder Neurosen.

Der Meditierende soll durch die Anwendung von Samyama auf die Verbindung zwischen Körper und Raum bzw. Äther so leicht wie Baumwolle oder eine Feder werden und sich im Äther bewegen können. Diese Fähigkeiten steigern sich schließlich zu einer ganzen Reihe übernatürlicher Kräfte. In verschiedenen Aufzählungen werden meist acht solcher Machtvollkommenheiten genannt.

Für den gewöhnlichen Bewusstseinszustand erscheinen diese Kräfte als übernatürlich; für den fortgeschrittenen Bewusstseinszustand jedoch sind sie Hindernisse. Ein Hindernis ist etwas, das nebenbei auftritt, ein Zufälliges – oft mit negativem Vorzeichen. Meist bedeutet das Wort »Hindernis« einen Unfall oder eine Widerwärtigkeit. Wenn der Meditierende an diesen Phänomenen haftet, behindern sie die »Entfaltung« und somit die Tiefenerkenntnis, die das eigentliche Ziel des Yoga ist.

Diese Erscheinungen und Fähigkeiten müssen in der Evolution einen Überlebensvorteil gehabt haben, sonst wären sie nicht genetisch verankert worden.

4.16.1 Nur Fühlen, reines Sein

Zu den unruhigen Bewegungen, die zur Ruhe gebracht werden sollen, gehört als Letztes der Zwang, immer denken zu müssen. Man erlebt, wie Gedanken abebben und der letzte Gedanke sich dann in seine Bestandteile, in »Atome« auflöst, die sich dann auch auflösen und verschwinden. Man erlebt und wird durchdrungen von einer himmlischen Freude als Grundstimmung, die immerwährend ist und vorher von den unruhigen Bewegungen des Immer-Denken-Müssens zugedeckt war. Man lebt jetzt in einer Vorstellungswelt des Fühlens, des reinen Seins. Der Körper befindet sich jetzt auf Sparmodus, einem Minimum an Atmung und Sauerstoffverbrauch und Kalorienbedarf.

4.16.2 Einspitzigkeit

Unabhängig vom Immer-Denken-Müssen muss der Yoga-Übende seinen täglichen Verpflichtungen nachgehen. Bei der Yoga-Übung begibt er sich in den Zustand des Seins. Das sind zwei Ebenen, wie die zwei Seiten einer Pfeilspitze. Die obere Seite ist dafür zuständig, Aufgabe lösen, die untere Seite ist reines Sein, Fühlen. Beide Seiten oder Ebenen werden in der Spitze zusammengeführt, also einspitzig gemacht. Es wird nur noch gedacht, wenn eine Aufgabe oder Problem vorliegt, sonst befindet man sich in völliger innerer Ruhe.

4.16.3 Federleicht werden

Bei Fortschreiten der Yoga-Übungen hat man das Erlebnis des Leichterwerdens. Beim Autofahren hat man das Gefühl, man schwebt. Das kann für den Autofahrer gefährlich werden. Daher sofort sich zusammenreißen und auf den Verkehr achten. Aber auch im täglichen Leben schwebt man bei positiven Nachrichten im siebenten Himmel und negative Nachrichten drücken einen nieder.

Wenn man nachts Angst- oder Vernichtungsträume hat, kann man bei fortgeschrittener Yoga-Übung erleben, dass es einem bei drohender Gefahr einfällt, Leichtigkeit in den Körper zu pumpen, im Traum ist das möglich. Man wird immer leichter und kann dann der drohenden Gefahr entschweben. Durch Üben in Tagträumen kann man das so festigen, dass es nachts in Träumen immer besser gelingt. Man kann dann auch einfach so entschweben, durchs Schlüsselloch oder durch die Wand gehen. Der Riesenvorteil ist, dassnman nachts angstfrei durchschlafen kann. Die Angsterlebnisse »ernähren« die Angstneurose. Dadurch, dass man keine Angsterlebnisse mehr hat, wird die Angstneurose ausgehungert. Die Umstrukturierung im Gehirn wird abgebaut. Man hat zwar keine Ängste mehr, aber die Erlebnisse einer drohenden Gefahr bleiben und werden abgebaut. Hatte man beispielsweise 20 Jahre lang Angstträume, dauert der Abbau der Gefahrerlebnisse etwa 15 Jahre. So lange dauert die Umstrukturierung im Gehirn.

4.16.4 Die Wirkung der Yoga-Übung

Yoga ist das »Zur-Ruhe-Bringen« der »unruhigen Bewegungen« der inneren Welt. Die unruhigen Bewegungen sind wie der ohrenbetäubende Straßenlärm, bei dem man nur grobe Töne wahrnehmen kann, leises Sprechen registriert man gar nicht mehr, als ob es das gar nicht gäbe. Bei den unruhigen Bewegungen der inneren Welt helfen Yoga-Übungen, die alles Feinere unterdrückenden groben unruhigen Bewegungen zur Ruhe zu bringen und aufzulösen. Nun gibt es die unruhigen Bewegungen in verschiedener Stärke, und ihrem Auflösen nimmt die Sensibilität für Feineres zu und die Beeinflussung des Denkens durch die unruhigen Bewegungen nimmt ab.

Damit wird die Blockade des Denkens und damit der Arbeitsweise des Gehirns aufgelöst und die vorher blockierten Fähigkeiten und Begabungen freigegeben. So steht dem Yoga-Übenden am Ende das ganze Potenzial seiner Fähigkeiten und Begabungen zur Verfügung, um im Sinne der Evolution optimal entscheiden zu können.

Man kann die unruhigen Bewegungen von grob nach fein in Stufen einteilen:

1. Neid, Missgunst und das Gefühl, benachteiligt zu sein, verschieben oft das Rechtsempfinden, beeinflussen und blockieren das Denken und übertünchen und verdecken sensiblere Denkstrukturen wie Fähigkeiten und Begabungen. Neurotisches Denken, eine Art Zwangsdenken oder grobes Denken, unterdrückt differenziertes, feineres Denken.

2. Nach dem Auflösen von Neid, Missgunst usw. verbleiben noch Empfindungen von Gut und Böse und ein empfindliches Reagieren auf Neurosen anderer, welches deren Neurosen ernährt. Zu den unruhigen Bewegungen gehört auch das Bestreben, der Beste sein zu wollen.

3. Nach dem Auflösen der zweiten Stufe werden kein Gut und Böse mehr wahrgenommen. Neurotisches Verhalten anderer wird nicht nur nicht persönlich genommen, sondern als Eigenart des anderen empfunden. Das von den Sinnesorganen Aufgenommene wird differenzierter verarbeitet. Probleme werden nicht nur von »unten«, sondern auch von »oben« betrachtet. Das Erlebnis des feinstofflichen Körpers ist möglich.

4. Das Immer-Denken-Müssen wird überwunden. Himmlische Freude ist immerwährend, es gibt nur Fühlen und Empfinden. Um den

täglichen Aufgaben nachkommen zu können, wird der Geist einspitzig machen für optimales Denken und Handeln im Sinne der Evolution. Das Mantra bleibt ständig präsent.

Ganz allgemein gilt: Optimal zu denken ist immer nur im Rahmen der Intelligenzstruktur möglich.

Je differenzierter das Gehirn denkt, umso mehr Gehirnvolumen wird benötigt. So erklärt sich die Abnahme der Gehirnmasse bei den Astronauten.

Der in der Einöde lebende Mönch durchläuft die Stufen sehr schnell, aber der Umbau im Gehirn geht nur langsam vonstatten, so dass, wenn er wieder in Kontakt mit Menschen kommt, seine Neurosen sofort wirksam werden.

5 DER GURU

5.1 Die Einweisung

Die Einweisung in die Meditation erfolgt durch die Initiation (dīkṣā). Hierbei überträgt der Guru (der Lehrer oder Weise) einen Teil seines Bewusstseins auf den Schüler (śiṣya) bzw. stellt eine Verbindung zu ihm her. So manche Frage oder mancher Einwand wird dadurch gegenstandslos. Die dabei erfolgte Unterordnung bedeutet nicht, dass wir unsere Verstandeskräfte aufgeben oder unsere Probleme jemand anderem übertragen. Niemand kann unsere Probleme für uns lösen. Wir sind die Handelnden, indem wir meditieren. Praxis ist erforderlich. Der Guru kann dabei nur helfen, indem er einige Schleier entfernt. Das eigentlich Verehrungswürdige liegt nicht außerhalb von uns, sondern in uns selbst. Je schneller man auf eigenen Füßen steht, umso besser ist es für einen. MANU: »Alles, was von anderen abhängt, verursacht Schmerz; alles, was von uns selbst abhängt, verursacht Freude; wisse, dass dies die kurze Definition von Freude und Schmerz ist.« Der Guru will nicht überzeugen, er setzt einen Sucher (Sadhaka) voraus. Seine einzige Unterstützung kann nur darin bestehen, dem Suchenden einige tote Punkte oder schwierige Stellen auf seinem meditativen Pfad überwinden zu helfen.

5.2 Der Weise antwortet auf der Ebene des Schülers

Über den Guru steht in der Bhagavad-Gītā III, 29: »Jene, getäuscht durch die Gunas der Natur, haften an den Wirkungen der Gunas. Lasse den, der das Ganze kennt, nicht den Unwissenden stören, der nur einen Teil kennt.« Maharishi führt dazu aus: Die Schlussfolgerung ist, dass, wenn der erleuchtete Mensch einen, der unwissend ist, glücklich machen möchte, er ihm auf der Ebene seines Nichtwissens begegnen und versuchen sollte, ihn von dort aufzurichten, indem er ihm den Schlüssel zum Überschreiten gibt, sodass er Seligkeitsbewusstsein und

Erfahrung der Wirklichkeit des Lebens gewinnen möge. Er sollte ihm nichts über die Ebene des Verwirklichten sagen, weil es ihn nur verwirren würde.

Es ist vielleicht sogar noch wichtiger, dass der weise Mensch den Unwissenden nicht verwirrt, indem er ihn über die unentwickelte Natur des Selbst aufklärt. Der Intellekt des nicht-verwirklichten Menschen ist völlig in Aktivität eingeschlossen. Der Verwirklichte sollte nicht in dem Gemüt eines solchen Menschen eine Spaltung hervorrufen. Er sollte nicht zu ihm über die Getrenntheit des Selbst (ātmā) von Aktivität sprechen, andernfalls könnte der unwissende Mensch das Interesse am praktischen Leben verlieren, und wenn das geschieht, wird er niemals in der Lage sein, Verwirklichung zu gewinnen (Bhg III, 26 Kommentar MMY).

5.3 Der Weise antwortet nur

Erkennend, dass die Natur Kṛṣṇas so beschaffen ist, dass er selbst keine Initiative ergreift, dass er nur antwortet, versuchen die Menschen, den höchsten Vorteil dadurch zu erreichen, dass sie sich selbst durch Meditation ihm vollständig ausliefern und damit den direkten Weg zum Gottesbewusstsein beschreiten. Einer, der diese Stufe erreicht, wirklich seine begrenzte Wesenseinheit verliert, gewinnt den Status unbegrenzten ewigen Seins im Gottesbewusstsein. Wie die Menschen sich mir nähern, so begünstige ich sie (Bhg IV, 11 Vers und Kommentar von MMY).

5.4 Die Wolke des Nichtwissens verhindert den Kontakt

Wenn ein Mensch ein wahrer Verehrer Gottes werden will, muss er sein reines Selbst werden: Er hat sich zu befreien von solchen Eigenschaften, die nicht zu ihm gehören. Nur dann ist ihm einspitzige Verehrung zu eigen. Wenn er eingehüllt ist von dem, was er nicht ist, dann wird seine Verehrung von solchen Elementen zugedeckt sein. Seine

Verehrung erreicht Gott nicht und die Liebe und Segnungen Gottes werden ihn nicht erreichen (Bhg II Vers 45 Kommentar MMY).

5.5 Die Bedeutung des Wortes Guru

Gewöhnlich wird das Wort Guru mit Meister oder Lehrer übersetzt. Aber erst seine wörtliche Übersetzung lässt uns den tiefen Sinn dieses Wortes und dieser Art von Lehrer erkennen. Das Wort Guru bedeutet »der Gewichtige«, »der Schwere«. Der Guru ist gewichtig, schwer nicht nur kraft seines Wissens, sondern auch durch die innere Vollmacht, die auf einer ganz tiefgreifenden inneren Erfahrung basiert. Seine Lehre entspringt dieser Erfahrung.

5.6 Die Erschließung der inneren geistigen Welt durch Meditation

Die innere geistige Welt besteht aus mehreren aufeinander aufbauenden Bewusstseinsbereichen, die uns unser Bewusstsein von subjektiven Einflüssen von Stufe zu Stufe immer mehr befreit und damit die uns umgebende Welt in immer subtilerer Form erleben lässt. Subtiler bedeutet hier, dass vom vorher groben Erleben der Umwelt immer feinere Erscheinungen wahrgenommen werden, Erscheinungen, von deren Existenz man vorher nichts wusste. Die innere Einstellung ändert sich. Man sieht vieles anders. Auch wenn in der inneren geistigen Welt die äußere Welt, die Natur, erlebt wird und für alles dort Erlebte eine Erklärung erfahren wird, so ist für den Naturwissenschaftler doch alles relativ, das heißt ohne gemessene Angaben. Es fehlen die exakten Maßangaben. Für das Erleben der inneren, geistigen Welt ist das aber völlig unwichtig.

In der westlichen Mystik sind viele solcher Erfahrungen, Samādhi-Erlebnisse, beschrieben worden, wie zum Beispiel bei Meister ECKHART (1260–1327) und seinen Schülern, die vom Yogagedanken nicht berührt sind (Brixner, 1996). Das trifft sicher auch für modernere Dichter zu.

Wenn es sich bei den eben beschriebenen Samādhi-Erlebnissen um Spontanerlebnisse handeln dürfte, so ist im Yoga eine aktive Möglichkeit gegeben, in die tieferen Schichten der inneren geistigen Welt einzudringen.

6 MEDITATIONSERLEBNISSE NACH DER SĀMKHYA-PHILOSOPHIE

6.1 Einführung

Manchmal hat der Meditierende in der Versenkung intensive Erlebnisse. Diese sind dann viel intensiver als im normalen Bewusstseinszustand. Wenn es sich um Lichterscheinungen handelt, können sie manchmal sogar heller als das Sonnenlicht sein – jedoch ohne zu blenden oder unangenehm grell zu wirken. Stattdessen erscheinen sie als angenehm strahlend und sehr hell.

Dies liegt daran, dass die Sinneszellen in der Makula des Auges nur begrenzt Licht in elektrische Signale umwandeln können. Eine höhere Lichtintensität würde die Makula schmerzhaft schädigen. Im Gegensatz dazu kann das Sehzentrum im Gehirn, wo die elektrischen Signale der Makula den Helligkeitseindruck erzeugen, weit größere Helligkeitsintensitäten darstellen, da dort die natürliche Begrenzung durch die Makula nicht existiert.

In der Evolution hat es sich als Überlebensvorteil erwiesen, Tageserlebnisse bildlich in Tagträumen ablaufen zu lassen und unverarbeitete Erfahrungen in Nachtträumen darzustellen. Das Unbewusste nutzt diese Träume, um uns darauf hinzuweisen, dass es noch ungelöste innere Konflikte gibt. Diese Fähigkeit ist genetisch in uns angelegt, da sie einen evolutionären Vorteil bietet.

Die Erlebnisse der äußeren und inneren Welt waren über Jahrmillionen hinweg unsere natürliche Realität. Doch seit etwa 150 Jahren entstanden nach und nach künstliche Illusionen wie der Kinofilm oder das Fernsehen, die unsere ursprünglichen, genetisch verankerten inneren Bilder überdecken und entwerten. Unsere natürlichen inneren Illusionen sind jedoch essenziell, weil sie uns helfen, im Sinne der Evolution zu leben.

Auch wenn es sich nur um Vorstellungen in unserem Gehirn handelt, müssen wir sie annehmen und akzeptieren, um innere Ruhe zu finden. Das Unbewusste versucht, uns etwas mitzuteilen – unbewusst deshalb, weil das bewusste Denken nicht direkt darauf zugreifen kann.

Mit diesen inneren Illusionen beschäftigt sich die Samkhya-Philosophie. Sie zählt verschiedene Erscheinungen und Gegenstände auf, die als Grundlage für die innere Verarbeitung dienen. Der Meditierende erlebt in seiner Praxis genau die Phänomene, die in der Samkhya beschrieben werden. Diese helfen ihm, das zu überwinden, was seelisch nicht zu ihm gehört.

Im Folgenden werden einige Beschreibungen dargestellt, die für den Meditierenden von Bedeutung sind, basierend auf der Darstellungsweise der indischen Philosophie.

6.2 Karmendriya (Tätigkeitskräfte)

Am Anfang der Meditation tauchen meist Gedanken über das Tagesgeschehen auf. Doch diese verfliegen bald. In dieser Phase kann es geschehen, dass man Sinnestransformationen erlebt – zum Beispiel, dass ein Geräusch optisch wahrgenommen wird. All dies vergeht jedoch schnell, und plötzlich stellt man fest, dass man sich in der Zwischenzeit in einer ganz anderen Welt befunden hat.

Diese innere Welt ähnelt anfangs stark der Traumwelt, verändert sich jedoch mit den Jahren der Meditation. Analysiert man sie genauer, stellt man fest, dass die Unterscheidung der Elemente, wie sie in den Tattvas der Samkhya-Philosophie vorgenommen wird, dem eigenen Erleben vollkommen entspricht. Während der Versenkung hat man zudem die Fähigkeit, aktiv zu handeln.

Diese Handlungen werden durch bestimmte »Organe« wahrgenommen – die sogenannten Karmendriyas, die aktiven Sinnesorgane, mit denen wir in die Umwelt eingreifen. Es gibt fünf dieser Karmendriyas: Sprechen, Greifen, Gehen, Entleeren (im Sinne des Stoffwechsels) und Zeugen (im Sinne von Erzeugen oder Entstehenlassen).

Diese fünf Fähigkeiten spielen auch im Traumerleben eine zentrale Rolle. Besonders das Entleeren, das Abgeben von etwas sowie das Erzeugen und Entstehenlassen sind dort bedeutsame Phänomene. Ein

Beispiel hierfür ist eine harmlose Maus im Traum, die zu einem Löwen heranwächst und uns schließlich vertreibt.

Diese fünf Tätigkeitskräfte stehen unter dem Einfluss von rajas – der dynamischen, bewegenden Energie.

6.3 Wie die Sinnesorgane aus der Versenkung aufwachen

Für diejenigen, die nicht auf die Erfahrung der Versenkung zurückgreifen können, bietet sich ein Vergleich mit Träumen an. Auch im Traum erleben wir in der Regel keine Temperaturempfindung, ebenso wenig empfinden wir Schmerzen bei Verletzungen, und aus den verletzten Stellen fließt kein Blut.

Auffallend ist die Reihenfolge der Sinneseindrücke: Hören, Fühlen, Sehen, Schmecken, Riechen. Dabei drängen sich Parallelen zur Entwicklungsgeschichte der Sinnesorgane bei Tieren auf. Das Schmecken und Riechen sind entwicklungsgeschichtlich die frühesten Sinneswahrnehmungen, aus denen sich später das Sehen entwickelte. Parallel dazu entstanden die mechanischen Sinne. Zuerst existierte der Tastsinn der Haut – das Fühlen. Dieser bildete die Grundlage für die spätere Entwicklung eines Sinnesorgans zur Raumordnung. Aus dem mechanischen Tastsinn entwickelte sich schließlich das Hören, welches in einer nächsten Stufe die Sprache ermöglichte. Damit ist wohl das Hören als letztentwickeltes Organ die entscheidende Voraussetzung für die Meditation mit Mantren.

Während der Meditation kann es vorkommen, dass man beim unbewussten Zurückkehren aus der Versenkung bemerkt, dass man etwas erlebt hat. Gleichzeitig hört man Geräusche aus einer ganz anderen Ebene, die man als das Tagesgeschehen um sich herum erkennt. In diesem Moment kann man sich nicht in diese Geräusche einordnen und unter Umständen gar nicht sagen, wo man sich überhaupt befindet. Erst wenn die Hellempfindung der Augen hinzukommt, setzt das körperliche Fühlen wieder ein – beispielsweise wird plötzlich spürbar, dass der Stuhl, auf dem man sitzt, stark drückt. Das zuerst Erlebte verschwindet dann, und man befindet sich wieder in der Tagesrealität. Dieses Geschehen zeigt, dass wir in der Meditation über die zuletzt entwickelten Sinnesorgane – Hören und Sehen – am wenigsten verfügen können. Sie kehren als erste zurück.

6.4 Bhoga (»Weltessen«)

Mit diesen Wahrnehmungsfähigkeiten nehmen wir die uns umgebende Welt in uns auf, so wie wir Nahrung zu uns nehmen – wir schmecken, fühlen sie und werden beim Einverleiben eins mit ihr. Genauso nehmen auch die Sinnesorgane die Umwelt auf: Essen der Welt, Weltessen – bhoga.

Während wir im Westen dazu erzogen werden, die Welt passiv und kritisch wahrzunehmen – also statisch, wie durch die Linse eines Fotoapparats –, erlebt der in der Meditation Fortgeschrittene die Welt als unmittelbare Erfahrung, als tiefes Erleben. Er registriert nicht nur den Gegenstand, sondern fühlt ihn. Er nimmt nicht nur die Farbe oder die Form eines Objekts zur Kenntnis, sondern erlebt sie als Teil der Natur, genauso wie er Freude erlebt.

So wie Nahrung vom Körper aufgenommen wird und ihn beeinflusst, so werden auch Sinneserfahrungen aufgenommen. Sie wirken auf den Körper ein, machen ihn glücklich, ruhig und ausgeglichen.

6.5 Manas (individuelles logisches Denkorgan)

Die von den Sinnesorganen aufgenommene Information wird von dem logischen Denkorgan manas (englisch: mind) verarbeitet. Die Funktion und Fähigkeit von manas ist samkalpa – die Kraft schöpferischer, zielstrebiger Entschlüsse, jedoch ohne Mithilfe der Vernunft (buddhi).

Oft erlebt man, dass Menschen sehr aktiv sind und viel tun. Doch wenn man am Ende das Ergebnis betrachtet, entspricht es nicht dem betriebenen Aufwand. Diese Menschen haben oft gute logische Argumente für ihr Handeln, und es scheint absolut notwendig, was sie tun. Dennoch hätte man mit Vernunft mit weniger Aufwand mehr erreichen können, und vieles Unnötige wäre unterlassen worden. Das ziellose und unstrukturierte Verhalten mancher Menschen, das sprichwörtliche »Herumhühnern«, zeigt diese Haltung in ihrer extremsten Form.

Manas ist die innere Fähigkeit (antar-indriya). Die zehn nach außen wirkenden Fähigkeiten (bāhyendriya) sowie manas als innere Fähigkeit (antar-indriya) werden zusammengefasst als die elf Fähigkeiten des Menschen.

6.6 Ahamkāra (Ichmacher)

Das logische Denken (manas) ist das individuelle Denkorgan, das die Wahrnehmungen aller Sinne (indriya) im Inneren ordnet und sie dem Ichbewusstsein (ahamkāra) darbietet. Ahamkāra ist der »Ich-Macher«, das Ichbewusstsein, das Ego, der Irrtum, die Einbildung, der Erfahrende, die Annahme oder Meinung, dass alle Objekte und Handlungen des Bewusstseins auf ein »Ich« (aham) bezogen seien.

Ahamkāra ist die Funktion, die sich die Daten des Bewusstseins aneignet und sie fälschlicherweise dem puruṣa zuschreibt. Es ist das dinglich vorgestellte Bewusstsein des Individuums, sein Drang, alles auf sich zu beziehen und sich als Einzelwesen zur Geltung zu bringen.

Wenn zu Beginn der Meditation Gedanken über das Tagesgeschehen aufkommen, wird manas aktiv. Nach einigen Wochen regelmäßiger Meditationspraxis wächst das Ichbewusstsein – ein Vorgang, der auch aus der Psychotherapie bekannt ist. Ein Mensch mit einem schwachen Selbstwertgefühl, der sich nicht traut, seine Meinung zu äußern und von anderen unterdrückt wird, kann durch Meditation oder psychotherapeutische Behandlung sein Ichbewusstsein stärken. In manchen Fällen wächst es so stark, dass er plötzlich lautstark seine Meinung verkündet und mit der Faust auf den Tisch schlägt, sodass seine Bekannten, Arbeitskollegen und Familienmitglieder ihn kaum wiedererkennen. Sein zuvor unterdrücktes ahamkāra tritt nun deutlich hervor.

Bei richtiger Meditation geht dieses anfängliche Überschwingen jedoch zurück, und das Ichbewusstsein pendelt sich in ein gesundes Gleichgewicht ein. Der Meditierende entwickelt dadurch eine ausgeglichene Beziehung zu seinen Mitmenschen. Dies ist das äußere ahamkāra-Erlebnis.

Mit zunehmender Meditationserfahrung nehmen die Gedanken ab, und es breitet sich ein unendliches Glückseligkeitsgefühl (ānanda) aus. Ānanda ist die wahre Natur des ahamkāra. Doch der Meditierende sollte sich nichts auf sein ānanda-Erlebnis einbilden. Zentrum und eigentliche Ursache der Täuschung des ahamkāra ist abhimāna, der Wahn des Ichbewusstseins. Dieser äußert sich in Gedanken wie: »Ich bin in der Meditation bereits weit fortgeschritten. Ich habe das ānanda-Erlebnis. Ich kann alles besser und brauche keine Anleitung mehr. Ich bin der Größte, der Klügste. Ich, ich, ich …«

Auch das Anspruchsdenken entspringt dem ahamkāra: »Ich habe Anspruch auf …« Damit verbaut sich der Meditierende sein weiteres Vorankommen in der Meditation. Unter Umständen kann er sogar zurückfallen, da auch solche Gedanken Einfluss auf seine Meditationspraxis nehmen können. Der Wahn des Ichbewusstseins ist ein großer Feind der Meditation.

Ahamkāra, die Ich-Funktion, lässt uns glauben, dass wir handeln, dass wir leiden usw., während in Wirklichkeit unser wahres Wesen, unser puruṣa, der frei von solchen Wechselzuständen ist, der eigentliche Handelnde bleibt. Ahamkāra ist der Irrtum, die Einbildung, die Annahme oder Meinung, dass alle Objekte und Handlungen des Ichbewusstseins auf ein »Ich« (aham) bezogen seien.

Ahamkāra – der »Ich (aham)-Macher (kāra)« – begleitet alle psychischen Prozesse, indem er die irreführende Vorstellung erzeugt: »Ich höre. Ich sehe. Ich bin reich und mächtig. Ich freue mich. Ich leide.« Er ist also die Ursache der grundlegenden »Irrmeinung«, die jeder Erfahrung in der Erscheinungswelt folgt: nämlich der Vorstellung, das Sein (puruṣa) sei in die Prozesse der lebenden Materie (prakṛti) verstrickt und sogar mit ihnen identisch. Aufgrund des ahamkāra eignet man sich alles an, was im Bereich von Körper und Seele geschieht, indem sich an jedes Tun und Sorgen die irrige Vorstellung eines Subjekts (»Ich«) knüpft.

Ahamkāra zeichnet sich durch das Vorherrschen des rajas-guṇa aus, da es sich vor allem im Tun auslebt. (Zimmer, 1961)

6.7 Meditationserlebnisse

Wenn man in der Meditation aus tiefer Versenkung wieder zurückkommt, aber sich noch in einem Zustand tiefer Versenkung befindet, kann es sein, dass man erlebt, wie man wieder zum Bewusstsein gelangt und sich dabei im Bereich des buddhi befindet. Dieser Bereich kann auf verschiedene Weisen erlebt werden, was die unterschiedlichen Bedeutungen dieses Wortes widerspiegelt. Das Erlebnis ist frei von Ichbezogenheit. Beim weiteren Zurückkommen gelangt man als Nächstes in den Bereich des ahamkāra. Der Übergang kann so fließend sein, dass man ihn nicht bemerkt, es kann aber auch sein, dass man ihn ganz deutlich wahrnimmt.

Man hat den Eindruck, dass ahamkāra aus dem Bereich des buddhi hervorgeht. Jetzt befindet man sich in einem noch in tiefer Versenkung befindlichen Erleben und ist als bewusst Handelnder aktiv tätig. Beim weiteren Zurückkommen entstehen im Erleben jetzt neue Fähigkeiten. So kann es sein, dass einem während des Erlebens plötzlich Geräusche bewusst werden, die nicht zu diesem Erleben passen. Man hört das Geräusch ganz deutlich, weiß aber nicht, was es bedeutet oder weiß nicht einmal, wo man sich befindet. Beginnt man, sich für diese Geräusche zu interessieren, so kommt man sehr schnell zurück. Die anderen Sinnesorgane folgen ebenfalls schnell, und man wird sich nun des Tagesgeschehens voll bewusst. Interessiert man sich jedoch nicht für die Geräusche, so bleibt man weiter in der Versenkung.

Bemerkenswert ist, dass man in dieser Zeit nicht bewusstlos ist. Unwichtige Geräusche werden einem nicht bewusst, aber wichtige Geräusche, Lichteinwirkungen usw., auch wenn sie noch so schwach sind, werden wahrgenommen und im richtigen Zusammenhang bewusst, sodass man sich angemessen verhalten kann. Ist einem dieser Bereich tiefer Versenkung noch ungewohnt, so ist das Handeln im Tagesgeschehen in dieser Versenkungstiefe recht unbeholfen – nicht etwa, weil das Bewusstsein eingeschränkt ist, sondern weil es so ungewohnt ist. Jemand, der Herr über den Bereich tiefer Versenkung ist, kann sowohl über diesen als auch über das Tagesbewusstsein frei verfügen.

Träume ändern sich

Mit zunehmender Meditationserfahrung, nach einem Jahr und länger, ändert sich in der Erlebniswelt ganz allmählich einiges. So wie man am Tag nicht mehr von den bösartigen Handlungen einiger Kollegen betroffen ist, verändern sich auch die Träume. Man wird nicht mehr zum Sklaven der Träume, sondern immer mehr zum Herrscher der Träume, indem man immer mehr in den Träumen aktiv werden kann, zum Beispiel indem man sich federleicht macht, um Gefahren auszuweichen. Diese Fähigkeiten treten zu Beginn nur ganz selten auf, nehmen jedoch mit zunehmender Meditationserfahrung immer weiter zu.

Yoga-Schlaf

So ist es auch mit dem ständigen Denken. Am Anfang hat man, wenn man Glück hat, das Erlebnis, dass sich Gedanken in Gedankenwirbel atomisieren, die sich dann auflösen, und dann erlebt man immerwährende himmlische Freude. Im Schlaf hat man dieses Erlebnis eher. Man ist in völliger innerer Ruhe wach, unwichtige Geräusche berühren einen nicht. Man hat das Gefühl, im Schlaf hellwach zu sein. Wie lange diese Phase dauert, hat man kein Gefühl, und am nächsten Morgen hat man das Gefühl, voll ausgeschlafen zu sein. Das ist der Yoga-Schlaf.

Grobes und subtiles Denken

Mit zunehmender Meditationstiefe geht das grobe Denken in feinstrukturiertes oder, wie Maharishi sagt, in subtilem Denken über, indem das Durcheinander oder der Wirrwarr von Geräuschen, Farben oder Gerüchen sich in seine Bestandteile auflöst. Man hört jetzt einzelne Stimmen, sieht einzelne Farben oder nimmt unterschiedliche Gerüche wahr. Nicht die Sinnesorgane sind empfindlicher geworden, sondern das Gehirn ist von grober Verarbeitung in eine feinstrukturierte, subtilere Verarbeitung übergegangen, als Ergebnis der fortgeschrittenen Meditationserfahrung, was sich auch im täglichen Leben bemerkbar macht. Das feinstrukturierte subtile Denken darf jedoch nicht mit Intelligenz verwechselt werden. Auch Schwachsinnige haben die Möglichkeit, feinstrukturiert und subtil im Rahmen ihrer Intelligenz zu denken.

Himmlischer Abendgesang

So habe ich, der Autor dieser Arbeit, mehrfach abends bei untergehender Sonne den himmlisch klingenden Abendgesang der Tiere hören können. Er ist deutlich leiser als sonst deren Geräusche, und man kann auch keine Einzelstimmen heraushören wie sonst. Am Ende endet das himmlische Abendabschlusskonzert der Tiere sehr abrupt, innerhalb von ein bis zwei Minuten, mit nachfolgender Stille. Ich habe das am Nord-Ostsee-Kanal, bei Weiche Schwartenbek, erlebt, wo damals noch viele dicht bewachsene Holzpfähle zum Festmachen der Schiffe standen, an denen sich so etwa 80 Wildenten mit anderen Wasservögeln versammelt hatten. Es waren noch viele andere Schaulustige da, die sich das Spektakel ansahen, aber für keinen hob sich der himmlische Gesang aus dem Geräuschpegel hervor. Nun, sie empfanden es leiser als sonst und hörten auch keine Einzelstimme heraus, und es brach abrupt ab, aber das Himmlische konnten sie mit ihrem groben Denken nicht wahrnehmen. Diesen himmlischen Abendgesang, der hauptsächlich von Vögeln kommt, konnte ich auch mehrere Male auf der Terrasse am Haus wahrnehmen.

Viel Glück im Leben

Für denjenigen, der durch jahrelange Meditationserfahrung feinstrukturierter und subtiler denkt, eröffnen sich im täglichen Leben und im Beruf Vorgänge und Situationen, die dem grob Denkenden aus dem Wirrwarr nicht zugänglich sind und für ihn deshalb auch nicht existieren. Daher sagt der grob Denkende, der feinstrukturiert und subtil denkende habe Glück gehabt. Und wer viel Glück im Leben hat, muss dem, der kein Glück hat, etwas abgeben.

Freudiger Herzschmerz

Ein weiteres Erlebnis, das der fortgeschrittene Meditierende haben kann und das auch der Autor dieser Arbeit erlebt hat, ist das Erlebnis des freudigen, himmlischen Herzschmerzes, als ob ein Engel mit einer himmlischen Speerspitze in das Herz himmlische Freude impft. Der Brustraum ist voll von einem freudigen Schmerz, der auf den ganzen Körper ausstrahlt. Dieses Erlebnis ist in einer katholischen Kirche dargestellt.

Zu berücksichtigen ist: Je nach Intelligenzstruktur, Begabung und Lebenserfahrung sind die Meditationserlebnisse unterschiedlich, aber sie geben an, welche Meditationstiefe der Betroffene erreicht hat. Für den Meditierenden ist es auch hilfreich, die Meditationserlebnisse zu kennen, um nicht bei unerwarteten, plötzlichen Meditationserlebnissen irritiert zu werden und daraus falsche Schlüsse zu ziehen, die die Meditation verhindern können.

6.8 Citta (Substanz der Seele und Inhalt der Seele)

Citta ist die Substanz der Seele und der Inhalt der Seele, die innere Welt in ihrer Gesamtheit, die einheitliche seelisch-geistige Funktion des Menschen. Citta stammt von cit = hell sein, leuchten. Die Tätigkeit des citta ist cit = leuchten, geisten, bewusst sein; geisten, indem sich ein Seiendes – nämlich eben das Selbst – darstellt. Citta ist das geistige Hellsein, Geist als sat - cit - ānanda – Seiendsein, »Geistend«, Bewusstsein, Geistsein – Urlust, Segensbewusstheit. Sat - cit - ānanda ist das Wesen des letztlich Wirklichen, des Absoluten.

In der Meditation wird der Zustand des Leuchtens erlebt, indem zum Beispiel die Gedanken verschwinden. Es tritt eine sehr angenehme Gedankenleere ein, dann kommt ein ganz charakteristisches, diffuses Leuchten auf, dabei hat man das Gefühl der Klarheit. Es gibt viele deutsche Sprichwörter, die dieses Leuchten zum Gegenstand haben! Zum Beispiel: »Sein Licht nicht unter den Scheffel stellen«, »sein Licht leuchten lassen«, »die Erleuchtung«, »es leuchtet mir ein«, »es wird mir klar« (im Sinne von von vṛttis frei werden), »ins Reine kommen« und »Ruhe ausstrahlen«, »mir geht ein Licht auf«.

Das citta wird nicht nur auf die Bewusstseinsvorgänge bezogen, sondern auch auf die sie begleitenden Gefühlsbewegungen, die ihrerseits wieder die Ankündigung von inneren Lebensbewegungen sind. Citta bedeutet alle seelisch-geistigen Bewegungen, die für den Bestand und Aufbau der Person wesentlich sind. Citta ist alles, was Geist ist, geistig sich bewegt und geistig sich darstellt.

Für diese Erfahrungen in der Meditation besteht kein Unterschied zwischen dem, was als Fähigkeiten des Bewusstseins bezeichnet wird, und dem sogenannten Inhalt oder Gegenstand des Bewusstseins. Weil seelisch-geistige Funktion und das Ergebnis dieser Funktion eins fallen, kann mit citta auch der ganze Inhalt der inneren Welt bezeichnet werden. Steht die Funktion im Vordergrund, so ist es Bewusstsein, worunter dann alle seelisch-geistigen Vorgänge als Einheit zu verstehen sind. Soll jedoch der Inhalt des Bewusstseins betont werden, so ist die »innere Welt« oder »seelische Welt« das geeignete Wort (Hauer, 1958).

»Wie das Haus nur dann als Haus bezeichnet werden kann, wenn es für jemanden als schützender Wohnsitz dient, also einen Zweck über seine eigene Existenz hinaus hat (und dieser Zweck ist der ātman des Hauses, sein lebendiger Sinn), so ist auch citta nur darum citta, weil es dem puruṣa dient, zum Weltessen, zur Welterfahrung und zur Befreiung davon. Die Lust des citta ist nicht um der Lust willen da, noch das Erkennen um des Erkennens willen, sondern darum, dass der Zweck für einen »anderen« (den puruṣa) sich erfüllt« (Yogabhasya, Hauer 1958). »Befreiung davon« ist im Sinne von nicht anhaften während des Weltessens und während des Handelns zu verstehen (Bhg III, 7) durch Meditation.

Je nachdem, welche Funktion des citta im Vordergrund steht, hat es verschiedene Eigenschaften:

Wenn es sich der Betrachtung hingibt, ist es Geist (parasamvid);
Wenn es zwischen Ideen unterscheidet, ist es Bedeutung (viśeṣa);
Wenn es erkennt, ist es Aufmerksamkeit, Wahrnehmung (pratyaksa, dhārana);
Wenn es versteht, ist es Begreifen (paramāna);
Wenn es unterscheidet, ist es Vernunft (buddhi);
Wenn es seine Zustimmung gibt, ist es Wille (icchā);
Wenn es sich erinnert, ist es Erinnerung (smṛti);

Wenn es das vegetative Leben lenkt, ist es die Seele im eigentlichen Sinn (antaryāmin);
Wenn es die Kraft schöpferischer, zielstrebiger Entschlüsse ist, ist es samkalpa;
Wenn es Weisheit, Scharfsinn ist, ist es prajñā, usw. (Mendez y Pelayo und Augustinus nach Jacobs, 1965).

6.9 Smṛti und vṛtti (Erinnerung und Gedankenwirbel)

Die smṛti ist die dem citta innewohnende »Gedächtniswesenheit« und bewahrt die durch bestimmende Taten erworbenen Anlagen oder Voraussetzungen, die die Art der neuen Existenzen bestimmen. Diese wirken treu und ohne Unterbrechung, bis der Mensch durch die Schau des puruṣa vom Zwang des Wettlaufs und seiner Existenzen befreit wird.

Die Gedächtniswesenheit wird bewahrt in:

- samskāra, das ist der Bewirker, der sich im Unterbewusstsein festsetzende Niederschlag, die »Spur« der Taten des nicht erlösten Menschen. Er determiniert weiteres Sein und Handeln;
- karmāśaya, das sind die unbewussten Werkliegenschaften, die im Laufe der Geburten, in denen die Früchte guter und böser Taten reifen, ausgekostet werden müssen;
- vāsanā, das ist die Einwohnung, der Eindruck der Taten;
- vāśaya, das sind die Liegenschaften, die unbewussten Einwirkungen und Bewirker.

Die smṛti ruft die vṛtti, die Gedankenwirbel, die Bewegungen der seelischen Welt hervor. Es sind Bewusstseinsvorgänge. Die Gedanken werden in der Meditation auch als Wirbel erlebt. In unserem Sprachraum haben wir folgende Redewendungen, die diese Vorgänge beschreiben: »Es dreht sich um ein Problem«, »Meine Gedanken kreisen um ein Problem«.

Die vṛttis bewirken karma, Handeln, und das Handeln hinterlässt unbewusste Werkliegenschaften (karmāśayas und samskāras). Die vṛttis werden verstärkt durch tāpas, die Bedrängnisse (wörtlich: »Hitze«). Die schwerste der tāpas ist die Unruhe, die das ganze Wesen des nach Lust verlangenden Menschen – Körper, Wort und Sinn – durchzittert. Diese Unruhe wirft sich auf die Menschen im Umkreis, um sie werbend, sie quälend, und setzt so das Rad der sogenannten guten und bösen Taten in Schwung. In der Meditation wird dieses als loderndes Feuer im Brustraum erlebt, das bei starken Bedrängnissen raucht. Je stärker die Bedrängnisse sind, desto schwärzer qualmt es. In unserem Sprachgebrauch scheint die Redewendung darauf hinzuweisen: »Es raucht einem der Kopf.«

6.10 Duhkha (leidvolle Hemmung)

Die vṛttis sind duhkha, die leidvolle Hemmung als Grundbefindlichkeit des Menschen und der Welt. Die metapsychische Wurzel von duhkha ist avidyā, Unwissen, falsches eingebildetes Wissen über das Wesen der Welt und der eigenen Seele. Es ist die Einbildung und damit die Hemmung zu einer besseren Einsicht, dass die empirische Seele (jīva) und die Welt in ihrem Wechsel von »Lust und Leid«, von scheinbar ungehemmtem Leben und qualvoller Gebundenheit, die entscheidende Wirklichkeit seien. Dies geschieht auf Grund der Identifikation des »Ich«, des Bewusstseins, mit sich selbst und der empirischen Welt, statt der Identifikation mit dem puruṣa oder ātman.

Duhkha ist die leidvolle Hemmung als Grundbefindlichkeit des Menschen und der Welt. Das Leiden, das hier gemeint ist, ist etwas anderes als ein Schmerzgefühl oder ein Bedrücktsein im Gemüt, dem man zu entfliehen versucht. Das Wort duhkha bezeichnet die Hemmung, aus dem Kreislauf der Geburten, der vom Gesetz des karma bestimmt wird, herauszukommen. Es bindet daher den Menschen an die Welt des Nichtselbst und damit an die Welt des Leidens und der Schmerzen. Alles ist duhkha – damit ist alles unerlöste Leben gemeint.

Duhkha ist ein relativer Begriff, der das Untere vom Höheren aus betrachtet beschreibt. Es ist die Hemmung, das Höhere zu erreichen, so wie ein Kind nicht die Fähigkeiten eines Erwachsenen hat. Im Yogabhāṣya III, 18 (nach Hauer, 1958) fragt der Erhabene Āvaṭya den

Yogaweisen Jaigīsavya, ob er seine Herrschaft über die Urmaterie (die er sich durch Yoga erlangt hat) und die höchste Himmelslust, die er genossen hat, etwa auch als duhkha erachtet. Jaigīsavya erklärte daraufhin: »Jene höchste Lust kann nur im Vergleich mit irdischer Lust unüberbietbar genannt werden. Verglichen mit der Seligkeit von kaivalya ist auch sie nur eitler duhkha.« Darum soll auch der Yogin, nach Ybh. III, 51, wenn er auf seinem Wege zur Erlösung Verzückungen erlebt, in denen er von höchsten Wesen zu allen Genüssen der himmlischen Seligkeit eingeladen wird, sich darauf nichts zugute tun. Er soll jedes Verlangen nach dieser Himmelslust ausschlagen, weil sich sonst nur wieder Unheil an ihn hängen würde.

Wenn die Götter ihn umschmeicheln und sagen: »Durch deine Tugenden hast du das alles erlangt. Nimm nun in Besitz diesen Ort, der nimmer vergeht, den unalternden, den todlosen, der den Göttern lieb ist«, so beantwortet er diese seine letzte Versuchung – nämlich die der frommen Selbstzufriedenheit und den Ansturm des subtilsten Lustbegehrens mit einer Welt der Seligkeit – ehe dessen Wurzel ausgerissen wird, mit der leidenschaftlich-bildreichen Abwehr: »Geläutert im furchtbaren Feuer des Geburtenkreislaufs, hin und her irrend in den Finsternissen von Geburt und Tod, bin ich zufällig auf die Lampe des Yoga gestoßen, welche das schwarze Dunkel der Dränger vertreibt. Die durstgeborenen Windstöße (des Lustverlangens) sind nur Feinde dieses Lichts. Wie sollte ich, der ich nun dieses Licht erschaut habe, durch jene Fata Morgana der Genussobjekte von meinem Pfad abgezogen werden, wiederum zum Brennholz für das Feuer des Geburtenkreislaufs, das schon am Erlöschen war, damit es wieder aufflammt?«

YS II, 15: »Wegen der leidvollen Hemmungen, die entstehen aus dem unablässigen Wechsel (in der seelischen Welt), aus den Bedrängnissen, aus den unbewussten Bewirkern und weil die Bewegungen der Weltstoffe einander entgegengesetzt sind, ist für den, der Durchschau erlangt hat, alles duhkha.« Das Yogabhāṣya erklärt diese Stelle sehr ausführlich. Der unablässige Wechsel der inneren Welt (pariṇāma) besteht darin, dass der Mensch von einer Lust zur anderen, von Lust zu Schmerz, zu Widerwillen und zu innerer Verwirrung getrieben wird. Es ist ganz unmöglich, die Entlüstung (vairāgya) der Organe zu erlangen durch Übung im Genuss. Denn im Maße des Genusses wachsen die Begierden und die Genussfähigkeit der Organe. Darum ist Übung im Genuss kein Mittel zur Erlangung von Lust.

Schon der unaufhaltsame Wirbel der inneren Welt ist duhkha: unstet und von den Weltstoffen umgewirbelt ist das citta. Dem Dunkel von duhkha gegenüber steht ein Sein von lichter Freiheit, der puruṣa, der sat, cit und ānanda ist: seiend, Geistlicht und Seligkeit. Duhkha ist dreigegliedert; Vergangenheit, Gegenwart und Zukunft sind ihm eigen. Die Zukunft wurzelt in der Vergangenheit und Gegenwart. Diese Form der Zukunft muss angegriffen und beseitigt werden. Mit ihr wird auch die Wurzel des Gegenwärtigen und Vergangenen herausgerissen.

6.11 Die Ursachen der vṛttis

6.11.1 Der Ablauf im citta

Der Ablauf im citta verläuft wie folgt: Eine schlechte Disposition durch unruhige Bewegungen (vṛtti) der seelischen Welt ruft eine Trübung der Sicht des puruṣa hervor (die unruhigen Wellen des Gedankenmeeres, die die Sicht in die Tiefe trüben). Durch Reinigung in der Meditation überwiegt immer mehr sattva, das den Charakter des Lichten, Klaren und Reinen hat. Beim Heiligen besteht das citta dann nur noch aus sattva und ist kristallklar.

Die Fluktuationen (vṛttis) des citta, die die Trübung hervorrufen, sind:

1. pramāṇa = richtiges Erkennen, da das richtige Erkennen, z. B. das richtige Lösen von Problemen, Rechnungen usw., eine Beruhigung der seelischen Welt verhindert bzw. selbst eine Unruhe der seelischen Welt darstellt;
2. irriges Erkennen, z. B. wenn man Perlmutt für Silber hält;
3. vikalpa = unzutreffendes Erkennen, weil es nur fiktives Erkennen ist, wie es vorliegt, wenn man in der Sprache ausgedrückte Begriffe ohne weiteres für Realitäten hält;
4. nīdra = Tiefschlaf;
5. smṛti = Erinnerung.

Diese vṛttis müssen alle aufgelöst werden. Das Mittel hierzu sind beständiges Üben (abhyāsa) und die daraus folgende Leidenschaftslosigkeit, die »Entlüstung« (vairāgya).

6.11.2 Leidenschaftslosigkeit

Mit der Leidenschaftslosigkeit ist gemeint: Tätigsein ohne Anhaften, ohne Bindung (Bhg III, 7); Tun im Nichtstun und Nichtstun im Tun (Bhg IV, 18); alle Vergnügungen, die aus Kontakt (Anhaften) geboren sind, sind nur Quellen des Leidens (Bhg V, 22). Das Selbst darf nicht während des Handelns in der Erfahrung und dem Genuss der Sinne eingeschlossen bleiben. Erst wenn das Selbst während des Handelns unberührt von Erfahrung und Genuss der Sinne bleibt, sind die Freuden der Sinne nicht mehr die Quelle des Leidens. Das Rechthabenwollen oder das Nachjagen von Vergnügungen hat seine Ursache in einer Bindung oder einem Anhaften. Auch das starke emotionale Berührtsein nach einem Erlebnis ist in Anhaften begründet. Es schränkt einen ein, so wie man bei starker Erregung sogar in der Feinheit der körperlichen Bewegung eingeschränkt ist (man ist ungeschickt im Zustand der Erregung, es ist ein »schwarzer Tag« usw.).

6.11.3 Entlüstung

Mit Entlüstung (vairāgya) ist nicht etwa eine Abtötung des Fleisches gemeint, sondern eine Befreiung aller Organe und des gesamten Menschen vom Gefangensein im Lustverlangen. Das in der Bhagavad-Gita für diese Befreiung gebrauchte Bild ist nicht etwa das Töten der Sinne, sondern das Untersinken der Begierden in der Seelengrund: »Er, in den alle Wünsche eintreten, wie Gewässer sich in den immer vollen und unbewegten Ozean ergießen, erzielt Frieden, und nicht der, welcher Wünsche hegt.« (Bhg II, 70).

Mit Wünschen und Begierden (kāma) ist das Verlangen des Menschen nach Lust an sich gemeint, ohne Bejahung der Tiefe der Funktion und der Verantwortung, die damit einhergeht. »Entsinkt diese sich isolierende Begierde in ihm, so hat sich die Lust so tief in die Funktionen zurückgezogen und mit ihnen vereinigt, dass diese und der ganze Mensch nicht ärmer an Kraft und Erlebnis, sondern reicher geworden sind – so wie das Meer gespeist wird von den ihm ewig zuströmenden Wassern.« (Hauer 1958).

Kāma ist das Verlangen nach Genuss und Dasein und führt zur »Weltverblendung«, in die der Gott alle Wesen bindet. Dies geschieht durch zwei Ursachen: durch die guten und bösen Werke. Die »Weltverblendung« des Menschen besteht darin, dass er nicht mehr durch die Welt hindurch den Gott sieht. Der Mensch ist ganz und gar aus Begierde (kāma) gebildet; je nachdem, wie seine Begierde beschaffen ist, so ist seine Einsicht (kratu); je nachdem, wie seine Einsicht ist, so tut er das Werk (karma); je nachdem er das Werk tut, so ergeht es ihm (Deussen, 1921, Seite 476).

6.11.4 Die Grundübel

Diese vṛtti müssen durch beständiges Üben (abhyāsa) und Leidenschaftslosigkeit (vairāgya) aufgelöst werden. Diesem Bemühen stehen die Grundübel (kleshas = Qualen, Bedrängnisse; die in den Seelengründen ruhenden und den unerlösten Menschen bestimmenden »Dränger« oder »Triebe«) im Wege. Die Doppelnatur der kleshas ist: sūkṣma, die biologisch-metapsychischen Urmächte, und vṛttis, die Bewusstseinsvorgänge. Es wird unterschieden zwischen den Drängern als sūkṣma = fein und den Drängern als vṛtti = Bewegungen der seelischen Welt. Die »Dränger« als sūkṣma sind metapsychische Realitäten der inneren Welt; während die vṛttis der kleshas durch dhyāna (innige Meditation) beseitigt werden können, verschwinden sie als sūkṣma erst, wenn sie im samādhi, durch den die Auflösung der empirischen Person geschieht, in die Urmaterie zurückströmen.

Die sūkṣmas werden durch völlige Wiederzurücknahme (pratiprasava) und die vṛttis durch Meditation (dhyāna) vernichtet. Die kleshas sind die Wurzel der unterbewussten Werkliegenschaften (karmāśayas). Die kleshas haben ihren Nährboden im Nichtwissen (avidyā), in der auf irrigem Erkennen beruhenden Wahnvorstellung, dass das Unwahrhaftige, Unreine, Leidvolle und nicht zum wahren Selbst gehörige ewig, rein, lustvoll und das Selbst sei. Es ist die Verwechslung des zum Bereich des citta gehörigen mit dem puruṣa.

Die fünf klèsas sind:

1. avidyā = Nichtwissen. Aus ihm gehen hervor:
2. asmitā = Ich-Binheitswahn, das citta verwechselt sich mit asmitā;
3. rāga = die unruhige und leidenschaftliche Bewegung, die den Menschen in das Vorläufige bindet;
4. dveśa = Hass;
5. abhiniveśsa = Lebenshang.

6.12 Jīva (der Lebendige)

In tiefer Versenkung während der Meditation kann es vorkommen, dass man unter Umständen das Erlebnis hat, dass die Gedanken abnehmen, hier und da noch ein Gedanke im leeren Raum kreist, und dann fühlt man eine angenehme Leere. Man denkt nicht mehr, man fühlt nur noch angenehme Leere, vielleicht verbunden mit bestimmten Gefühlstönungen.

Dann empfindet man in der Ferne ein Blau. Es wird immer tiefer und tiefer und gewinnt eine aufsaugende Kraft; es zieht das Blau in einem auf, und man wird von diesem Blau aufgesogen. Diese aufsaugende Kraft ist angenehm und unwiderstehlich. Nach der Vereinigung ist man frei, und das Gefühl der Freiheit umgibt einen. Die Freiheit ist fundamental.

Man kann jetzt seinen materiellen Körper verlassen; es zieht einen förmlich weg. Der materielle Körper, den man verlässt, erscheint dunkelgrau-schwärzlich und warm fühlend, während man selbst den Körper als ein bläulich schimmerndes, durchsichtiges Gebilde verlässt, das von ganz anderer Art ist als die physikalische Materie. Das Gebilde, das den physikalisch-materiellen Körper verlässt, ist jīva. Man hat das Erlebnis, dass die Welt sich aus zwei Grundsubstanzen zusammensetzt: einer grobstofflichen, physikalisch-materiellen Welt und einer feinstofflichen Welt. Der Mensch besteht in diesem Erlebnis aus einem grobstofflichen Körper und aus jīva. Um in der physikalisch-materiellen Welt handeln zu können, bedarf jīva des materiellen Körpers. Der Mensch ist jīva mit materieller Schale.

Nicht immer sind die Meditationserlebnisse so klar, und auch dieser Meditationszustand kann ganz andersartig erlebt werden. Von den vielen Möglichkeiten sei hier nur dieses eine Erlebnis zur Verdeutlichung angeführt. Das jīva-Erlebnis ist auch in der deutschen Sagen- und Märchenwelt nicht unbekannt: Die Geister der Märchen, die auch manchmal bläulich-durchschimmernd dargestellt werden.

In der Bhagavad Gītā II, 18 heißt es: »Man weiß, diese Körper haben ein Ende; der Bewohner des Körpers ist ewig, unvergänglich, unendlich.« Maharishi schreibt dazu: »Bewohner des Körpers«: Dieser Vers stellt (aufgrund von Meditationserlebnissen) den Unterschied zwischen dem Körper und dem Geist heraus, der darin wohnt. ... Der innere Geist kann (aufgrund von Erfahrungen und Erlebnissen in der Meditation) auf zweifache Weise verstanden werden:

1. als das Ego zusammen mit der Vernunft und den Sinnen, die den Vollziehenden und den Erfahrenden, den Genießenden und den Leidenden bewirken;

2. als den Bewohner des Körpers, welcher der individuelle Aspekt der kosmischen Existenz, des ewigen Seins, ist, und der in der Sanskrit-Terminologie als »jīva« bekannt ist.

Somit ist (nach der Meditationserfahrung) jīva die individualisierte kosmische Existenz, der individuelle Geist innerhalb des Körpers. Mit der Beseitigung seiner Begrenzung wird jīva zu ātman, dem transzendentalen Sein (dehin, puruṣa). Jīva ist ātman mit Schale, während der materielle Mensch jīva mit materieller Schale ist.

6.13 Puruṣa (unzerstörbares Kernwesen im Menschen)

Nach weiterer Meditationserfahrung erlebt man, dass auch jīva nicht der Handelnde ist, sondern sich zusammensetzt aus einem Vehikel (liṅga) und einem Handelnden (puruṣa). Die Erlebnisse können sehr verschiedenartig sein. So kann man in der Meditation eine plötzlich eintretende absolute Ruhe und Sicherheit erleben, die nicht mit dem Willen erzwungen wird, sondern sich still und unwiderstehlich einstellt und vor der jedes Bedrohtsein auf unbegreifliche Weise ins Wesenslose verschwindet. Es hat sich nichts geändert in den äußeren Umständen, aber sie bedeuten nichts mehr für den, der in dieser Sicherheit und Ruhe steht. Dies ist das puruşa-Erlebnis (Hauer 1958).

Das puruşa-Erlebnis kann als unzerstörbares Kernwesen im Menschen erlebt werden, als das selbsthafte Schauerwesen (yaksam ātmanvat), als der Hüllenleibbesitzer (dehin) oder das daumengroße Selbst (anguşṭhamātra), als der Lebendige. Das Bild des daumengroßen Selbst ist eine weit verbreitete Tradition. Wahrscheinlich hat es indogermanischen Ursprung (wenn nicht noch älteren Ursprung), denn die Vorstellung vom »Seelenmännchen« findet sich auch überall im germanischen Bereich. Der puruşa kann auch als der Zuschauende (sākşin) erlebt werden, der auf den Körper schaut und ihm Leben gibt. Man kann puruşa auch als den Wahrnehmer erleben, der Licht ist und mit diesem die seelische Welt belichtet, sodass sie ihm wahrnehmbar wird.

Der Meditierende erlebt in der jīva-Hülle ein Irrlicht oder das daumengroße Selbst, und erst, wenn dieses will, bewegt sich jīva. Liṅga ist das Werkzeug des puruşa, um in der feinstofflichen Welt handeln zu können. Mit der Beseitigung seiner Begrenzung wird jīva zu puruşa, dem transzendentalen Sein. Der Wahrnehmer ist der ewige puruşa, das Wahrzunehmende, die Welt und ihr Leben, zu dem auch die ganze seelische Welt des Menschen gehört. Samyoga bedeutet die unanfängliche Verjochung des puruşa mit der Welt. Diese Verjochung ist die Ursache des Weltleidens. Der puruşa kann auch als Meister (svāmin) erlebt werden, der sich die Welt durch »Weltessen« (bhoga) erkennend zu eigen macht und dadurch sich selbst erkennt, als ewig unterschieden von dem Gemeisterten (sva), nämlich von der Welt. Der puruşa kommt erst durch das Weltessen zu sich selbst.

Bhoga ist wörtlich »essen« und bezieht sich im Yoga immer auf das Essen der Welt. Es wird gewöhnlich mit »Genuss« übersetzt, was irreführend ist. Am ehesten könnte man noch »Welterfahrung« sagen, aber im Sinne der völligen Aufnahme der Welt in sich – etwas mit den Sinnesorganen aufnehmen, erleben und eins werden mit dem Wahrgenommenen. Die beiden Zwecke des Essens, das ja nicht vom puruşa, vom Menschen an sich, als solchem, sondern von dem citta, der seelischen Welt, dem Seelenorgan oder Bewusstsein, geschieht, sind der Zweck für den anderen, d. h. für den Menschen an sich, der durch das Weltessen zur Erkenntnis seiner Verschiedenheit von der Welt kommt (für diesen Zweck steht im Yoga parārthatva, die Fremdzweckigkeit der Bewegung des citta), und der Eigenzweck (svārtha), der sich auf das aus prakṛti bestehende citta selber bezieht, das entdeckt, dass Weltessen nicht letztlich befriedigt.

Citi: der Geist citi, eigentlich »das Geisten«, ist die einzige Tätigkeit des puruṣa. Wenn der »Geist« (citi), der in Wahrheit von dem Getriebe des citta unberührt bleibt, empirisch in dessen Getriebe eingeht, kommt er zum Bewusstsein des ihm zugehörenden Geistorgans (citta) und damit zum Bewusstsein der vom Geistorgan (citta) dargebotenen Objekte. So wie die Wurzel der Pflanze in die Erde eingeht und von dort Stoffe in sich aufnimmt, ohne sich mit der Erde zu verbinden.

Der puruṣa ist gegenüber der Gesetzlichkeit der guṇa-Welt frei, auch erhaben über Raum und Zeit, in denen sich die Schwingungen der Weltstoffenergien vollziehen.

Arnold Durig (Wiener Psychologe) schreibt: »Versucht man nun anzunehmen, dass es, wie bei Gravitation und elektromagnetischer Energie, auch eine ubiquitäre (allgegenwärtige) psychische Energie im Weltall gibt und nimmt man an, dass diese nur dann Erscheinungen auslöst – jene Erscheinungen, die wir als psychische bezeichnen –, wenn hierfür entsprechende Empfänger vorhanden sind, so ist es verständlich, warum ein Stein oder ein Stück Eisen keine psychischen Erscheinungen zeigen kann, dass aber solche bei niederen Tieren vorkommen können, weil in ihnen bereits die ersten Anfänge der Ausbildung von Empfängern für die psychischen Impulse gegeben sind. Phylogenetisch entwickelt sich dann nicht die Zellseele zur Pflanzen-, Tier- und Menschenseele, sondern es entwickeln sich nur in immer weiterer Differenzierung die Empfänger für psychische Energie« (Durig 1952).

Schusterkugel

In einem anderen Beispiel wird der Meditierende mit einem Kristall oder einer Schusterkugel verglichen, während das Sein, puruṣa, mit der Sonne verglichen wird. Wenn der Meditierende mit dem puruṣa eins wird, dann ist es so, als ob der Kristall oder die Schusterkugel von dem in sie hineinfallenden Sonnenlicht hell aufstrahlt, als ob sie die Sonne selbst wären. Der Mensch ist dann puruṣa. Es herrscht dann geruhsame Wachsamkeit – größte Wachsamkeit bei völliger innerer Ruhe. Tun im Nichttun und Nichttun im Tun. Das heißt, nur das Sein, puruṣa, soll uns beherrschen, kein anderer Gedanke.

So wie die Gravitation das ganze Weltall durchsetzt und in der Materie am größten ist, so durchsetzt das Sein, puruṣa, das Weltall, den Äther, und ist am stärksten in der belebten Natur, den Pflanzen und Tieren. Dort ist es jedoch zugedeckt durch die unruhigen Bewegungen der inneren Welt. Durch das Auflösen der unruhigen Bewegungen kann das Sein, puruṣa, leuchten, und seine Strahlen können auch auf andere wirken.

6.14 Prakṛti (die materielle Urnatur)

6.14.1 Die verschiedenen Seiten der prakṛti

Wenn der puruṣa ein Vehikel braucht, um im Welttreiben tätig werden zu können, muss dieses Vehikel aus einer ihm fremden Substanz bestehen. In der Meditation wird erlebt, dass das Gegenteil des puruṣa (das Urlebendige) prakṛti (die materielle Urnatur) ist. Prakṛti ist das Wirken, Schaffen, die Urnatur, der Weltengrund, der schaffende Weltengrund, das kosmische Wirken.

6.14.2 Dharma (Wesensgesetz)

Alle Manifestationen aus dem dharmīn sind dharmas (Eigenschaften, Kennzeichen), die sich dem Blick, der in das Dunkel der Weltentiefe tauchen kann, willig offenbaren. Dharma bedeutet Rechtschaffenheit, Pflicht. Es ist eine innere Anlage im Wesen, die das seelische Wachstum beherrscht. Es ist das Sittengesetz der Seele, das Gewissen, das Wesensgesetz.

Als eine sich entfaltende und der Erfahrung sich darbietende Sache heißt die Wirklichkeit dharmīn »der Träger von dharma«. Dharma bedeutet hier das »Attribut« (Kennzeichen, Merkmal), das in der

Erfahrung einer Sache aufgenommen wird. Die dharmas sind die inneren Wesensformen des dharma Trägers, der sich nach außen darstellt. Die Attribute hängen also in Wirklichkeit nicht einfach an, sie sind die Wirklichkeit in Entfaltung, die allein die Erfahrung möglich macht. Im Grunde ist prakṛti pradhāna, der einzige umfassende dharma Träger, und alle ihre Manifestationen sind dharmas.

Das dharma des Feuers ist zu brennen. Das dharma des Wassers ist nass zu sein. Das dharma des Menschen ist das, was den Menschen aufrecht erhält. Wenn man offen dem Selbst gegenüber ist, lebt man sein dharma und ist frei von karma. Dann ist es das Selbst, das das eigene Leben aufrecht erhält. Deshalb ist das Selbst der Inhalt des dharma.

Die transzendentale Meditation hilft einem, das eigene dharma zu leben, und wenn man sein dharma lebt, ist man glücklich und schöpferisch, denn in der Ungebundenheit lebt man das Bewusstsein der Glückseligkeit, eine Glückseligkeit über alle Zeit hinweg. Das ist das Charakteristische daran, das eigene dharma zu leben. Man erfreut sich an dem, was man tut. Das ist der Vorteil der Selbstverwirklichung. Man freut sich mehr am Leben und hilft anderen mehr. Wenn man in dieser Ungebundenheit handelt, bleibt man erhaben über die Gebundenheit der Handlung.

Handlung spielt sich immer in der Gebundenheit von Ort und Zeit ab; aber wenn das Bewusstsein durch das Handeln unberührt bleibt, bleibt es ungebunden. Der Handelnde bleibt ungebunden. Er lebt das Leben in Freiheit, außerhalb der Gebundenheit. Karma oder Handeln bindet einen nicht, wenn man in seinem eigenen dharma oder Selbst gegründet ist. Wenn jemand nicht in der Ungebundenheit gegründet ist, dann bindet das karma ihn, das heißt: Leben in der Gebundenheit.

Die erschaffene Welt ist Freude. Das Böse ist Schwäche. Die Schwäche ist unsere Krankheit. Schwäche entsteht durch Handeln ohne Berührung mit dem Sein. Rajas ohne Kontakt zum Sein führt zum Bösen.

Das Leiden ist Schwäche. Leiden kann nicht die Ursache der Freude sein. Durch Leiden kann das Leiden nicht beseitigt werden, sondern nur durch Freude. Das Dunkel kann nicht durch Dunkelheit beseitigt werden, sondern nur durch das Licht. Wenn man in die Dunkelheit Licht bringt, verschwindet die Dunkelheit. Wenn man in das Leiden

Freude bringt, verschwindet das Leiden. Die transzendentale Meditation hilft, die Freude zu vermehren.

Nach einem Autounfall ist der in Gebundenheit Lebende erschöpft. Er kann unter Umständen einen Nervenschock erleiden. Der in Ungebundenheit Lebende jedoch bleibt unberührt von dem Autounfall und bleibt unberührt. Er kann handeln und ist frisch wie vor dem Autounfall.

Der Meditierende erkennt, dass der Handelnde in ihm der puruṣa ist und prakṛti den Werkstoff für das Vehikel liefert, durch das der puruṣa handelt. Jemand, dessen Handeln nicht in puruṣa, dem Sein, gegründet ist, unterliegt den Bewegungen der Materie (prakṛti). Er ist dann nicht innengesteuert, sondern außengesteuert. Dieses Handeln ist zwar logisch, aber nicht in Vernunft gegründet. Der Mensch ist puruṣa, aber durch die Verstrickungen mit der Materie prakṛti ist er umnebelt und meint, die Bewegungen der prakṛti seien sein Handeln.

Diese Entfaltungen des dharma Trägers sind von Anfang an gewesen, sind jetzt und werden immer sein. So wie an jeder Sache, die wird, ist und vergeht, immer dasselbe Sein bleibt, nur dass sich dieses in drei verschiedenen Entfaltungsformen darstellt, die wir Zeit nennen.

Das Yogabhāṣya gibt als Beispiel eines dharma rāga »Liebesleidenschaft, Lusttrieb, Lustgier« und sagt, die Liebesleidenschaft für eine bestimmte Frau sei nicht einfach vernichtet, wenn sie sich auf eine andere Frau richtet. Sie schlummert nur, sie ist dem citta, das hier dharma Träger ist, in subtiler Form inhärent. Sie kann jeden Augenblick wieder aktiv werden, und nur der Unwissende gibt sich der Täuschung hin, dass das, was im flüchtigen Moment geschieht, sein rāga sei; es ist nur die Gegenwartsform seiner Leidenschaft. Sie selbst existiert als Vergangenheit, bis zurück zu den Uranfängen, und als Zukunft, existierend bis zur Befreiung, als Ausgebären eines Teils seines unerlösten citta, zu dessen Eigenwesen rāga gehört.

6.14.3 Guṇa (Weltstoffenergie)

Die prakṛti ist latent in die drei guṇas gespalten. Die Spannungen sind jedoch vollständig ausgeglichen. Guṇa bedeutet ursprünglich »Faden«. Dieses Bild stammt von einem Gewebe, in dem sich Fäden verschiedener Art und Farbe tausendfach verknüpfen. So wird die Welt aus den drei guṇas gewoben.

Die ontische Einheit der drei guṇas ist die prakṛti in ihrem pradhāna-Zustand. Sie sind ihre sich differenzierenden Energiewellen, Strömungen von kraftlebendigen Substanzen, die sich mischen und entmischen in unablässigem Ringen miteinander um die Herrschaft. Darum sind sie, solange die Welt existiert, in ungeheuer drängender Bewegung. Doch ist dieses Ringen immer zweckvoll gelenkt.

In diesem dramatischen Kampf entsteht und lebt die Welt; so wird die Welt aus den drei guṇas gewoben. Wie in der Physik die Atome und die Materie als Energiezusammenballung verstanden werden, so werden im alten Indien die Atome (aṇu) als Zusammenballung der drei guṇas verstanden. So erlebt man die Zusammenhänge in tiefer Versenkung.

Die guṇas haben einen dreifachen Charakter. Sie sind erstens kosmische Kraftsubstanzen oder Energiearten, zweitens ethische Seinskräfte, die den Charakter des Menschen bestimmen, und drittens energetische Bewusstseinsformen. Für das Letztere kann man folgende Einteilung vornehmen:

1. tamas ist die dumpfe, vegetative Schicht, die sich oft in blinder Rücksichtslosigkeit auswirkt;
2. rajas ist die Schicht der schaffenden Triebe und der stolzen Leidenschaften;
3. sattva ist die Region der klaren inneren Anschauung, des feinen Empfindens.

Die Arbeit des Yogins besteht darin, in die Schicht von sattva vorzudringen und tamas sowie rajas zu durchbrechen, ja, auf der höchsten Stufe sogar auszuschalten.

6.15 Einfalten - Entfalten

Manchmal wird man sich der verschiedenen Stufen bewusst, die während des Versenkens und Zurückkommens durchlaufen werden. Zu Beginn der Meditation kann es vorkommen, dass die äußeren Wahrnehmungsorgane, die Tätigkeitsorgane, das logische Denken, die Ichbezogenheit und so weiter als unwichtig empfunden und sich zurückziehen. Es erscheint einem, als ob diese Organe durchsichtig werden;

sie sind zwar noch vorhanden, aber sie stehen uns nicht mehr im Weg, das heißt, sie trüben unsere Sicht nicht mehr.

Man hat das Erlebnis, dass die durch die äußeren Wahrnehmungsorgane aufgenommenen Informationen – wie Geräusche aus der Umgebung, Lichteindrücke, das Drücken des Stuhls, auf dem man sitzt und so weiter – an Bedeutung verlieren, sofern diese Informationen für uns unwichtig sind. Diese Informationen werden gar nicht mehr registriert, obwohl die Sinne trotzdem völlig wach sind. Es erscheint einem, als werde die Umwelt still. Wichtige Informationen werden vom in der Meditation Erfahrenen sofort registriert, und der Meditierende kann darauf sofort reagieren, während der Unerfahrene in der Versenkung wie bewusstlos erscheint und nicht reagiert.

Auch der in der Meditation Erfahrene ist dann oft der Meinung, dass sich um ihn herum nichts oder fast nichts ereignet habe oder dass er geschlafen oder bewusstlos gewesen sei. Trotzdem, wenn in diesem Zustand zum Beispiel jemand leise zur Tür hereinkommt und dies für den Meditierenden wichtig ist, nimmt er es hellwach zur Kenntnis und kann sich noch genau an die Schritte erinnern, als ob sein ganzes Augenmerk nur auf dieses Ereignis gerichtet gewesen wäre.

Mit tiefer werdender Versenkung nimmt auch das Bedürfnis nach logischem Denken ab, während das logische Denkvermögen wach bleibt. Man hat das Empfinden, dass die Organe der Wahrnehmung, des Handelns und des logischen Denkens von der bisher aktiven Phase in eine Phase der Ruhe übergehen, bei gleichzeitig bleibender oder steigender Wachsamkeit. Die hektische Aktivität weicht einer ruhigen Aktivität, einer Aktivität, die nur noch dann in Tätigkeit tritt, wenn es unbedingt notwendig ist. Ansonsten herrscht große Ruhe. Der Meditierende befindet sich in einer Phase »geruhsamer Wachsamkeit«. Je tiefer der Meditierende in die Versenkung kommt, desto mehr nimmt die Aktivität ab. Dies kann ganz langsam geschehen oder auch plötzlich, und man kann es wahrnehmen oder nicht.

Man hat das Erlebnis, dass sich die Organe der Wahrnehmung, des Handelns, des logischen Denkens, dann die Ichbezogenheit und die Vernunft zurückziehen. Man kommt in einen ganz neuen Bereich der Empfindungen. Dieser neue Bereich war vorher auch schon da, war jedoch von der Aktivität der »gröberen Organe« verdeckt gewesen.

Beim Zurückkommen wird man sich dieser Organe wieder bewusst, und sie nehmen wieder ihre Tätigkeit auf, das heißt, es werden wieder unwichtige Informationen registriert. Man hat das Empfinden, dass sich ein Organ nach dem anderen entfaltet, und zwar in der umgekehrten Reihenfolge der Einfaltung. Zuerst kommt die Vernunft (buddhi), dann die Ichbezogenheit (ahamkāra) und so weiter.

Das Gefühl des Einziehens und Entfaltens ist umso stärker, je weniger man in der Meditation mit diesen Fähigkeiten erfahren ist, je weniger man Herr über diese Fähigkeiten ist. Mit zunehmender Erfahrung verwischt sich der Unterschied zwischen dem »entweder – oder«, zwischen der Aktivität der »äußeren Organe« und dem Erleben tiefer Versenkung. Mit diesem Verwischen breitet sich dieser Zustand des Verwischens auch auf die Zeit zwischen den Meditationen aus, also auf die Zeit, in der nicht meditiert wird. Auch in der Zeit zwischen den Meditationen befindet man sich immer mehr in dem Zustand der geruhsamen Wachsamkeit. Man ist dann aktiv in dieser Phase der geruhsamen Wachsamkeit.

Die Meditation vertieft sich im Laufe der Jahre. Während sich zu Beginn der Meditation das Einziehen und Sich-Entfalten nur auf die Wahrnehmungsorgane, die Tätigkeitsorgane und das logische Denken bezog, kommen später die Ichbezogenheit und danach die Vernunft hinzu, und so geht es Stufe für Stufe weiter. Man wird also in derselben Reihenfolge stufenweise Herr über die verschiedenen Organe.

Nach jedem Sich-Entfalten entsteht ein etwas veränderter Mensch. Man wird »neugeboren«. Der Meditierende kommt verändert aus der Meditation, in dem ein Teil der Neurosen und ähnlicher Blockaden aufgelöst oder vermindert worden ist. Da Neurosen und ähnliche Blockaden Teile der Persönlichkeit sind, hat sich somit die Persönlichkeit nach jedem Zurückkommen, wenn auch nur geringfügig, verändert. Man kommt nach solch einer Meditation also als »neuer Mensch« zurück.

In der Tat finden Bekannte einen nach längerer Zeit verändert. Viele Eigenarten, die man vorher hatte, werden aufgegeben. Man lebt anders, und der Bekanntenkreis ändert sich. Man kann das Erlebnis haben, in der Meditation zu sterben und beim Zurückkommen neu geboren zu werden. Man könnte sagen, dass man durch die Meditation im Laufe seines Lebens viele Tausend Male gestorben und wiedergeboren wurde – ein Vorgang, der sich im Laufe des Lebens immer wiederholen kann, wie die Natur im Herbst zurückgeht und im Frühjahr wieder neu entsteht. So faltet man sich in der Meditation ein und entfaltet sich wieder.

Das eigene Zurückziehen und Sich-Entfalten ordnet sich in das Gehen und Kommen der Natur ein. Die Zusammenhänge werden einem klar, und man gewinnt eine gewisse Weite. Die eigene Zeitspanne des Lebens ordnet sich in die Gesamtzeit ein, und man hat das Gefühl, immer schon gelebt zu haben.

Bei dem Meditationserlebnis des Eingehens in die Natur und des Sich-Entfaltens aus der Natur hat man das Erlebnis, dass jedes Wesen individuelle Eigenschaften hat. Man selbst nimmt die eigene Eigenschaft beim Einfalten und Sich-Entfalten mit. Diese individuelle Eigenschaft wird liṅga genannt.

6.16 Die Elemente des Einfaltens und Entfaltens

Beim Entfalten nimmt das citta seine Ichheit aus asmitā-mātratā. Asmitā ist der Weltengrund des empirisch-faktischen Ichseins, die »Ich-bin-heit«. Daraus entsteht asmitā-mātratā (mātratā = »Nursoheit«), also die absolute Ichbinheit, die absolute Individuationskraft in den Individuen, durch die unzählige kommende und vergehende Weltalter ihren Ursprung nehmen. Diese Individuen, zu denen alle Lebewesen gehören, sind jedoch in ihrer Art sehr verschieden. Sie nehmen ihre asmitā aus dem einen Ur-citta, der asmitā-mātratā.

1. Asmitā-mātra

Asmitā-mātra (mātra = Maß; also nur dieses Maß besitzend, nur dieses Wesen besitzend) ist die Grundlage, aus der das individuelle empirische Ichbewusstsein (asmitā) sowie jede Form der Individuation entsteht. Wo Einzelwesen werden – Menschen, Kristalle, Sterne –, dort wirkt asmitā-mātra. Überall im Kosmos ist die Macht der Individuation gegenwärtig. Doch erst durch die Ursache (hetu) kann das Ichbewusstsein ins Einzeldasein treten.

2. Hetu (Ursache)

Hetu, die Ursache, ist allein die nach unerforschlichen Gesetzen wirkende Urmaterie, die sich in verschiedenartige Werdekräfte teilt. Die bei der Bewegung dieser Werdekräfte mitwirkende Ursache ist der Werkrest guter und unguter Taten, die im Grund des citta eingespeichert sind und das Werden und Sein des Menschen bestimmen. Diese können zwar den Werdeprozess eines Menschen oder einer neuen Welt nicht verursachen, aber sie lenken das Strömen der Werdekräfte in eine bestimmte Richtung und bestimmen so deren Form.

Dies lässt sich mit einem Bauern vergleichen, der sein Feld bewässern möchte: Er kann zwar das Wasser nicht erschaffen oder fließen lassen, doch er kann es durch das Öffnen oder Beseitigen von Dämmen in eine bestimmte Richtung leiten. So entsteht aus asmitā-mātratā über hetu das Einzel-citta (nirmāṇa-citta).

3. Nirmāṇa-citta

Nirmāṇa-citta, ist das citta, das durch schöpferische Wirkung (māyā) ins Dasein tritt. Es ist das Gefüge der inneren Welt in ihrer irdischen Erscheinung – das in der irdischen Welt auftretende Einzel-citta, das menschliche citta in seiner irdischen Existenz. Über das citta heißt es in den Pātañjalayoga-Sūtren (IV, 14 und 15): »Durch die Vereinigung von Schwingungen (der Weltstoffenergien) entsteht die Seinsgrundlage der Welt der Erscheinungen (vastu). Weil diese für alle dieselbe ist, die citta aber verschieden sind, haben sie unterschiedliche Pfade.«

Die Welt, einschließlich des nirmāṇa-citta, ist vyaktam, das Entfaltete, und entfaltet sich aus prakṛti. Die Ursache der Entfaltung von prakṛti ist āśis, der Urwille, der sich im individuellen Menschen als tṛṣṇā oder abhiniveśa manifestiert – als Lebensdurst, Lebensgier und Lebensdrang. Das Entfalten geschieht durch schöpferische Wirkung, durch māyā.

Māyā bedeutet hier Erscheinung, Erscheinungsform, relative Existenz, flüchtige Erscheinung, Verkörperung irdischer Gegenwärtigkeit. Gleichzeitig ist sie göttliche Schöpferkraft, zauberische Weltbaukraft und kosmische Bildkraft, durch die Gott Taten vollbringt und Gestaltetes wirkt – sowohl die eigene Erscheinungsform als auch die Gestaltungskraft und die Gestaltung des Göttlichen im Universum als wirkliche Hervorbringung, als Schöpfung mit Gott als Schöpfer.

4. Māyā

Māyā (von mā = messen, bauen, bilden) bedeutete in frühester Zeit die kosmische Bildkraft, durch die Gott Taten vollbringt und Gestaltetes wirkt – auch die eigenen Erscheinungsformen. Bald wurde der Begriff māyā auch auf diese Gestaltungen selbst angewandt. Erst später schlich sich in das Wort die Bedeutung »Illusion« ein, besonders im späteren Vedānta des Śaṅkara.

Doch selbst im Vedānta ist der Sinn von māyā nicht jener, den man ihr im Westen gemeinhin zuschreibt – Täuschung oder gar Trug. Vielmehr bedeutet māyā dort immer noch relative Existenz, verglichen mit der absoluten Existenz des Brahman – allerdings mit einer Tendenz, die Welt als flüchtige Erscheinung zu betrachten.

Das Wort māyā bedeutet buchstäblich »das, was nicht ist«, also das, was nicht wirklich existiert. Dies beleuchtet den Charakter der māyā: Sie ist nichts Substanzielles. Ihre Gegenwart erschließt sich nur aus den Wirkungen, die sie hervorbringt.

Der Einfluss der māyā lässt sich durch folgendes Beispiel verdeutlichen: Ein Baum ist nichts anderes als der Saft, der ihn in Erscheinung treten lässt. Jede Phase des Baumes – Keim, Spross, Blüte, Frucht – ist letztlich nur Saft. Der Saft bleibt Saft und erscheint dennoch als Baum. Ebenso verhält es sich mit Wasser, das als Gas, Flüssigkeit oder Festkörper auftritt und doch immer dieselbe Substanz bleibt. So jedenfalls wird es in der Meditation erlebt.

Unter dem Einfluss von māyā erscheint Brahman als Īśvara, der persönliche Gott, der auf der himmlischen Ebene des Lebens im feinsten Bereich der Schöpfung existiert. In ähnlicher Weise erscheint unter dem Einfluss von avidyā das Ātman als Jīva, also als individuelle Seele.

Aus prakṛti entfaltet sich vyaktam – das Entfaltete. Daraus entsteht liṅga-mātra, das »Merkmal enthaltende große Sosein«, auch bekannt als mahā-ātman oder mahat – das »große Selbst«. Dieses ist reines Sein (sattā-mātra).

7 WAS NOCH ÜBER MANTRA-YOGA ZU SAGEN IST

7.1 Einführung

Die Menschen jener Zeit haben das Denken in den einzelnen Yoga-Stufen sehr genau beobachtet und es mit dem Wissen ihrer Epoche beschrieben. Heute jedoch haben sich die Lebensumstände erheblich verändert, und die Naturwissenschaften haben ihr Wissen stark erweitert. Dadurch erscheint das damalige Wissen über die Erfahrungen der einzelnen Yoga-Stufen aus heutiger Sicht zu einfach und scheint an den Problemen der modernen Zeit vorbeizugehen.

Daher wird versucht, die alten Texte und Beschreibungen mit den heutigen Erkenntnissen der modernen Naturwissenschaften in Einklang zu bringen. Denn was die damaligen Weisen beschrieben, ist erstaunlich und kann für uns sehr hilfreich und nützlich sein.

Während die westliche Psychotherapie versucht, durch das Erarbeiten der Ursachen über den Verstand negative Emotionen wie Neid zu beseitigen, wirken Yoga-Übungen über eine Umstimmung im Gefühl, indem Mantren die unruhigen Bewegungen des Geistes – wie Neid – zur Ruhe bringen und damit auflösen. Dies ist jedoch nur durch einen Umbau im Gehirn möglich – ein Prozess, der Zeit erfordert, da zunächst Stammzellen aktiviert werden müssen, um neue Nervenfasern zu bilden. Da Nervenfasern etwa 1 bis 2 mm pro Tag wachsen, dauert dieser Umbau entsprechend lange, ebenso wie die Auflösung von Neid. Dies gilt für die Yoga-Übungen.

Bei einer Spontanversenkung hingegen hält der Effekt nur ein bis zwei Tage an, da hierbei kein struktureller Umbau im Gehirn stattfindet.

7.2 Fragen über Fragen

Lohnt sich der Aufwand?
Was hat man von der Meditation?
Was ändert sich beim Meditierenden?
Wie ist die Wirkung von Yoga zu verstehen?

7.2.1 Das Arbeitsmaterial

Durch reines Nachdenken – also die Tätigkeit des Geistes, wie sie in der Geisteswissenschaft praktiziert wird – lässt sich bisher Unbekanntes nicht entdecken. Nur durch unvoreingenommenes Beobachten kann man das Glück haben, auf etwas Unerwartetes zu stoßen.

7.2.1.1 Die Yoga-Übung

Werden die Yoga-Übungen regelmäßig morgens und abends praktiziert, kann man hoffen, nach ungefähr anderthalb Jahren allmählich das Seligkeitsbewusstsein zu erreichen. Aus Erfahrung weiß man, dass man etwa tausendmal »sterben« muss – gemeint ist, einen Blackout erlebt haben muss –, bevor die einzelnen Fähigkeiten des Seligkeitsbewusstseins nach und nach ins Bewusstsein treten.

Der Grund dafür liegt darin, dass der Umbau im Gehirn, wie auch bei jedem Heilungsprozess, nur sehr langsam erfolgt. Da dieser Übergang äußerst allmählich verläuft, nimmt man die Veränderung kaum bewusst wahr. Man stellt lediglich fest, dass es einem besser geht und man sich freier fühlt.

7.2.1.2 Die Spontanversenkung

Ganz anders sind die Verhältnisse bei der Spontanversenkung. Der Übergang geschieht innerhalb von Sekunden oder Minuten. Die Veränderung wird deutlich wahrgenommen, und die neu entdeckten Feinheiten erscheinen einem zunächst fremd. Man hat das Gefühl, sich an einem anderen Ort zu befinden, gewöhnt sich jedoch schnell daran.

Dieser Zustand des Seligkeitsbewusstseins klingt jedoch nach etwa drei Tagen wieder ab, da die Voraussetzungen fehlen, die erst durch eine regelmäßige Meditationspraxis von ungefähr anderthalb Jahren geschaffen werden. Das bedeutet, dass Neid und Missgunst das Bewusstsein erneut beherrschen, es überdecken und wieder das Denken bestimmen.

7.2.1.3 Als medizinisch-naturwissenschaftliches Phänomen

In den letzten zweihundert Jahren ist mithilfe der Mathematik die exakte Naturwissenschaft entstanden, was zu einer enormen Wissenszunahme geführt hat. Dieses Wissen hilft dabei, viele Yoga-Erfahrungen aus medizinischer Sicht besser zu verstehen. Die Mantren-Meditation wirkt dabei wie ein Werkzeug oder wie ein Medikament: Sie führt über eine innere Umstimmung dazu, dass das, was das Bewusstsein dominiert und vorgibt, das eigene Ich oder der eigene Wille zu sein, allmählich aufgelöst wird. Dies geschieht durch einen Heilungsprozess, der mit einem Umbau im Gehirn verbunden ist. Wie bei jedem medizinischen Heilungsprozess erfolgt dieser jedoch sehr langsam.

7.2.1.4 Die Yoga-Philosophie

Die indische Yoga Philosophie umfasst ein äußerst umfangreiches Wissen, das von Fachleuten – den Brahmanen – für Fachleute in ihrem kulturellen Verständnis verfasst wurde. In Indien sind Medizin und Naturwissenschaft Teil der Philosophie, weshalb Yoga-Erfahrungen dort in einem geisteswissenschaftlichen Kontext beschrieben und erläutert werden. In den westlichen Naturwissenschaften hingegen wird hinterfragt, wie etwas funktioniert, was genau im menschlichen Körper geschieht oder wie sich die Bewusstseinsstufen zusammensetzen. Solche Fragen kommen in der indischen Philosophie nicht vor und werden daher auch nicht beantwortet.

Aus diesen vier Wissensbereichen wird nun beschrieben, welche Veränderungen Yoga-Übungen bewirken und wie sie erlebt werden. Denn man kann nur das erleben, was die eigene Intelligenzstruktur ermöglicht. Wer in Bildern denkt, erlebt während der Yoga-Praxis Bilder. Wer in Sprache denkt, nimmt keine Bilder wahr. Yoga-Erlebnisse haben nichts mit Intelligenz im herkömmlichen Sinne zu tun, sondern sind vielmehr emotional geprägt, beispielsweise durch ein Gefühl innerer Ruhe.

Bei den Yoga-Erfahrungen unterscheidet man verschiedene Bewusstseinsstufen, die je nach individueller Intelligenzstruktur unterschiedlich erlebt werden. Was man dabei wahrnimmt, lässt sich nicht bewusst steuern. So kann jeder Mensch dieselbe Bewusstseinsebene auf eine andere Weise erfahren und sich dennoch auf demselben Bewusstseinsniveau befinden.

Die Intelligenzstruktur und damit auch die Begabung sind ein heikles Thema. Jeder Mensch hält sich nicht nur für begabt, sondern ist oft fest davon überzeugt, über besondere Fähigkeiten zu verfügen. Doch neben Begabungsspitzen gibt es auch Begabungsausfälle. Der Mensch gleicht in dieser Hinsicht einem Messgerät: Er kann nichts messen, was in ihm nicht vorhanden ist. Ein Beispiel hierfür ist die Rot-Grün-Blindheit. Eine betroffene Person kann zwar viel über die Farben Rot und Grün erzählen, bemerkt aber nicht, welchen Unsinn sie dabei redet, da diese Farben für sie nicht existieren und nicht fassbar sind. Besonders problematisch ist dies bei einem »Begabungsloch« im Rechtsempfinden. Solche individuellen Unterschiede müssen berücksichtigt werden, wenn Yoga-Erlebnisse ausgewertet werden.

7.2.2 Die Bewusstseinsstufen

Die Erlebnisse während der Yoga-Übung sind bisher von Philosophen und damit von Geisteswissenschaftlern beschrieben worden. Sie bilden die Grundlage für Denkmuster, die jedoch nie daraufhin überprüft werden können, ob sie tatsächlich funktionieren. In der Physik hingegen werden Denkvorstellungen in Form von Geräten realisiert, die sich daraufhin testen lassen. Genau darin liegt für einen Physiker das Problem bei der Beschreibung der Bewusstseinsstufen.

Man ist sich einig, dass die Seele als Lebenskraft den materiellen Körper benötigt, um in der materiellen Welt handeln zu können. Welche Möglichkeiten der Seele in dieser Welt zur Verfügung stehen, wird durch die Konstruktion des materiellen Körpers bestimmt – insbesondere durch seinen Körperbau und die Intelligenzstruktur des Gehirns. So besitzt ein Frosch eine andere Intelligenzstruktur als ein Mensch, und auch unter den Menschen gibt es feine Unterschiede in der Intelligenzstruktur, bedingt durch unterschiedliche Begabungen.

Soweit ist das nachvollziehbar, doch nun beginnen die Probleme – beispielsweise mit dem Konzept des feinstofflichen Wesens. Hierbei orientiere ich mich an der Darstellung der indischen Yoga-Philosophie.

Von den in der Yoga-Philosophie beschriebenen Bewusstseinsstufen sollen im Folgenden nur die drei untersten behandelt werden, die der Autor aus eigener Erfahrung kennt.

Die unterste Bewusstseinsstufe, die durch Neid, Missgunst und Stress eingeengt wird, soll hier als Stressbewusstsein bezeichnet werden.

1. Stressbewusstsein

Die Urform der Seele wird durch die unaufhörliche Aktivität des »Hirncomputers«, also durch das ständige Denken, überlagert – zusätzlich verstärkt durch Emotionen wie Neid und Missgunst. Eigentlich sollte dieser innere Computer nur dann arbeiten, wenn er tatsächlich gebraucht wird. Doch durch innere Störungen, etwa unruhige Bewegungen der Gedankenwelt, bleibt er permanent aktiv. Grobe Störungen wie Neid führen zudem zu einer teilweisen Blockade.

Das Denken ist in diesem Zustand eingeengt, da es sich zwanghaft auf die Abwehr vermeintlicher Gefahren konzentriert – sei es durch Neid, Missgunst oder andere belastende Emotionen. Dabei wird das Denken gröber, um sich nicht mit vermeintlich Unwichtigem zu beschäftigen. Übrigens: Je größer die Angst, desto gröber das Denken.

Das vermeintlich Unwichtige wird zum Teil des »Hintergrundrauschens« und daher nicht mehr wahrgenommen. Beim Hören entspricht dies einem undefinierbaren Hintergrundgeräusch, beim Sehen werden nur noch grobe Farbunterschiede registriert. Dies liegt daran, dass in den Sinneszentren des Gehirns nur noch rudimentäre Verarbeitung stattfindet, um die volle Konzentration auf die vermeintliche Gefahrenabwehr zu ermöglichen. Letztlich kann das Gehirn nur das erfassen, was seine Programmierung ihm erlaubt – und in diesem Fall wird das Denken vollständig von der vermeintlichen Gefahrenabwehr bestimmt.

2. Seligkeitsbewusstsein

Man ist mit sich selbst zufrieden, ausgeglichen und ruht in sich. Es gibt kein Gefühl von Neid, Missgunst oder anderen Missstimmungen. Ärger oder Unzufriedenheit sind nicht mehr zu spüren. Neid und Missgunst anderer berühren einen nicht, und wenn jemand versucht, einem Schaden zuzufügen, überlegt man ruhig, wie man am besten damit umgehen sollte – immer freundlich und sachlich. Falls nötig, kann man den anderen in freundlicher, sachlicher und kollegialer Weise in Schwierigkeiten bringen, damit er einen in Zukunft in Ruhe lässt. Bei diesen Manövern bleibt man immer innerlich ausgeglichen und guten Mutes.

Wenn Neid, Missgunst und andere Misslichkeiten einen nicht mehr berühren, laufen sie ins Leere und werden ausgehungert. Durch gereiztes Reagieren hingegen werden sie genährt und verstärkt. Man ist einfallsreicher, kreativer und nicht mehr blockiert durch die Fixierung auf Neid und Missgunst, die einen unzufrieden und damit unglücklich machen. Wer frei davon ist, lebt in einem Zustand des Seligkeitsbewusstseins und ruht in sich.

Man empfindet ein Gefühl der Leichtigkeit, und beim Autofahren hat man das Gefühl, dahin zu schweben – was für den Autofahrer eine große Gefahr darstellt, aber dennoch ein Glücksgefühl vermittelt. Als dieser Zustand als Überlebensvorteil genetisch verankert wurde, gab es noch keine Autos.

In den Träumen ist man den Handlungen nicht mehr hilflos ausgeliefert, sondern kann aktiv eingreifen. Wenn Gefahr droht, kann man sich »federleicht« machen und so der Gefahr entkommen, sie aushungern. Dadurch wird die Gefahr im Zentralnervensystem abgebaut und kann in einem Heilungsprozess verschwinden.

Man selbst ist frei von vermeintlichen Gefahren wie Neid und Missgunst. Diese berühren einen nicht mehr und laufen daher ins Leere. Neurotisches Denken wird durch die neurotische Reaktion des Anderen genährt, aber wenn dieses ins Leere läuft, kommt sich der Betroffene selbst »ko« vor, und sein Neid und Missgunst klingen ab.

Bei einer Spontanversenkung kann der Zustand des Seligkeitsbewusstseins zunächst fremd erscheinen, da man ihn noch nicht kennt. Man hat jedoch das Gefühl, dass das Seligkeitsbewusstsein vorher durch Neidgedanken und ähnliches zugedeckt war. Der jetzige Zustand des Seligkeitsbewusstseins fühlt sich wie eine Befreiung an – als ob man schon immer so hätte leben können.

Man nimmt nun Ereignisse wahr, die zuvor verborgen blieben, da sie im groben »Rauschen« und im Trubel vieler Ereignisse untergingen. Das grob strukturierte Bewusstsein, also das Stressbewusstsein, hat sich um das fein strukturierte Bewusstsein, das Seligkeitsbewusstsein, erweitert – es hat sich quasi verdoppelt.

Im Zustand des Stressbewusstseins konzentriert sich die Aufmerksamkeit auf vermeintliche Gefahren wie Neid. Dadurch wird das Denken auf grobes Denken eingeschränkt. Dies betrifft alle Bereiche, auch die Begabung und Intelligenz. Die Intelligenz kann nur grob genutzt werden, weil das grobe Denken, als vermeintlich notwendiges Denken, das fein strukturierte, subtile Denken dominiert und zudeckt. Kommt der Meditierende jedoch in den Zustand des Seligkeitsbewusstseins, wird der grobe Anteil der Begabung oder Intelligenz durch den nun nicht mehr zugedeckten, fein strukturierten Anteil erweitert. Die Intelligenz nimmt im Seligkeitsbewusstsein deutlich zu – sie verdoppelt sich.

Was die Intelligenz betrifft, gibt es eine Besonderheit: Jeder meint, er sei sehr intelligent, und so halten sich manche Schwachsinnige für hochintelligent. So ist es auch bei denjenigen im Stressbewusstsein, die nur über den groben Teil ihrer Intelligenz verfügen können und nicht auf den fein strukturierten, subtilen Anteil ihrer Intelligenz zugreifen können. Was einem nicht zugänglich ist, kennt man nicht und vermisst man auch nicht. Daher sieht man auch nicht ein, wozu Yoga gut und nützlich sein soll.

Bezüglich der körperlichen Gesundheit hat sich im Laufe der Evolution ein Gleichgewicht herausgebildet, das das Überleben von Pflanzen und Tieren ermöglicht. Erst der Mensch hat durch die Nutzbarmachung der Natur dieses Gleichgewicht durcheinandergebracht und damit ungesunde Lebensverhältnisse für Menschen, Tiere und Pflanzen geschaffen. Der heutige Mensch benötigt, um gesund zu bleiben, künstliche Hilfsmittel wie Medikamente oder Sport. Früher lief der Mensch im Wald über Stock und Stein, was die Aufmerksamkeit aller Sinnesorgane forderte – eine Übung, die heute weitgehend entfällt, was dazu führt, dass das Gehirn auf Computerniveau schrumpfen kann.

Ebenso verhält es sich mit der seelischen Gesundheit. Der Mensch im Stressbewusstsein ist seelisch krank und bedarf äußerer Hilfe, wie Medikamente bei Depressionen oder psychotherapeutische Unterstützung bei Überforderung. Die archaischen Menschen wie auch Tiere begaben sich in einen Zustand der Versenkung, in dem sie den Tagesstress und andere unverarbeitete Eindrücke verarbeiteten. Bei den Menschen führte dies zu Yoga-Übungen, die es ermöglichten, vom kranken Stressbewusstsein ins Seligkeitsbewusstsein zu gelangen – oder noch besser ins Heiligkeitsbewusstsein, eine Form, die heutzutage bei uns weitgehend unbekannt geworden ist.

3. Heiligkeitsbewusstsein
Im Heiligkeitsbewusstsein sind nur noch die Sinnesorgane aktiv, begleitet von ewiger himmlischer Freude ohne Anfang und Ende. Dieser Zustand wird im Seligkeitsbewusstsein durch das ständige »Denken müssen« zugedeckt. Im Stressbewusstsein wird er zusätzlich durch Neid, Missgunst, Neurosen und grobes Denken überschattet.

Das ständige Denken wird oft als Geißel der Menschheit empfunden – eine Last. Warum muss man immer denken? Es erscheint nutzlos. Ewige himmlische Freude wird als der Urzustand des Menschen empfunden, in dem er sich erholen kann, um für die wichtigen Aufgaben des Lebens vorbereitet zu sein. Im Zustand dieser ewigen himmlischen Freude ist der Betroffene im täglichen Leben genauso aktiv wie jeder andere, indem er, wenn nötig, seinen Geist fokussiert, aber dabei stets in innerer Ruhe und Vollaktivität bleibt.

In den Zeiten dieser ewigen himmlischen Ruhe befindet sich sein Körper im Zustand des geringsten Energieverbrauchs, was unter anderem zu einer geringeren Atmung führt. Dieses Verhalten war für den Steinzeitmenschen im Norden überlebenswichtig, wo im Winter keine Sonne scheint.

7.2.3 Lohnt sich der Aufwand zu meditieren?

Ob sich der Aufwand, Yoga-Übungen zu machen, lohnt, hängt sehr von der inneren Einstellung ab. Wer unter Vernichtungsträumen leidet, hat ein großes Bedürfnis, davon zu befreien. Schon die Yoga-Übung selbst wirkt beruhigend, und im fortgeschrittenen Stadium kann man die Ursachen durch die im Yoga erworbenen Fähigkeiten beheben. In solchen Fällen wird Yoga als Retter in großer Not empfunden.

Die Bewusstseinsstufe, in der man sich befindet, bestimmt unsere Persönlichkeit. Wer sich im Stressbewusstsein befindet, kann sich in diesem Zustand durchaus sehr wohl fühlen, denn sein Gehirn ist entsprechend umgebaut, und so ist der Neid für ihn der Antrieb für noch mehr Leistung. Yoga-Übungen machen den Übenden bescheidener. Man entwickelt dann andere Vorstellungen davon, was wirklich wichtig ist.

Das Leben besteht aus vielen Einzelentscheidungen, bei denen die einen entweder nicht entscheiden oder falsch entscheiden und sich vom Schicksal benachteiligt fühlen, während die anderen sich richtig entscheiden und dann als »Glückspilze« gelten. Oder hat das vielleicht ganz andere Ursachen? Die Menschen, die im Stressbewusstsein leben, denken grob und nehmen feinstrukturierte, subtile Strukturen nicht wahr. Sie bemerken sie nicht, und durch die Einengung ihres Denkens auf vermeintliche Gefahren treffen sie eher falsche Entscheidungen. Ihr Blick ist auf den halbleeren Teil ihres Lebensglases gerichtet.

Derjenige, der sich im Zustand des Seligkeitsbewusstseins befindet, hat neben dem groben Denken noch das fein strukturierte, subtile Denken zur Verfügung. Er richtet seinen Blick auf den halbvollen Teil seines Lebensglases, in dem für ihn noch viele ungenutzte Möglichkeiten liegen, die er nun nutzen kann. Dadurch wird er zu einem »Glückspilz«. Um ein Glückspilz zu werden, muss man die entsprechende Begabung haben, sich mindestens im Seligkeitsbewusstsein befinden und hart arbeiten – denn vom Nichtstun kommt nichts.

Ich möchte ein Beispiel aus meinem Leben geben: Altersbedingt bin ich schwer sehbehindert. Auf dem rechten Auge habe ich nur noch 5 % Sehfähigkeit, und auf dem linken Auge, wegen einer Entzündung des Sehnervs, einen Tunnelblick. Auf dem Bildschirm kann ich bei Schriftgröße 14 nur drei Buchstaben sehen, mit einer Sehschärfe von 26 %. Außerdem hat die Druckerschwärze so stark abgenommen, dass ich die Schrift nicht mehr erkennen kann. Damit konnte ich nicht mehr am Computer arbeiten.

Als ich nachts im Taxi hinten saß, fiel mir die Schrift der Leuchtdioden auf dem Armaturenbrett auf. Das Erstaunliche war, dass ich mit meinem Tunnelblick alles lesen konnte, also in diesem Fall eine Sehschärfe von mindestens 50 % hatte. Der Computerfachmann musste sofort meinen Computer auf weiße Schrift bei schwarzem Hintergrund umstellen, und siehe da: Ich konnte wieder am Computer arbeiten. Ich bin ein Glückspilz. So konnte ich dieses Buch schreiben. Für mich hat sich Yoga gelohnt. Sicher bin ich nicht der Einzige mit diesem Sehproblem, aber offensichtlich der erste, der eine Lösung gefunden hat – ein Glückspilz, dank Yoga.

7.2.4 Schlussfolgerung

Hat man die drei unteren Bewusstseinsstufen durch Meditation und Spontanversenkung selbst erlebt, kann man sie in allen Einzelheiten beschreiben und Schlussfolgerungen ziehen, was jemandem, der diese Erfahrungen nur abstrakt aus Büchern erarbeitet hat, nicht möglich ist.

Bei den Yoga-Übungen sind die Übergänge der Bewusstseinsstufen fließend und Schwankungen unterworfen. Bei längerem Aussetzen der Yoga-Übungen nimmt der Meditationserfolg langsam wieder ab, bleibt aber dann auf einem höheren Niveau stehen.

Es wird als Erfolg angesehen, wenn ein Teil der Bevölkerung in der Meditation so weit gekommen ist, wie es hier beschrieben wurde. Es gibt noch weitere Bewusstseinsstufen, die jedoch, wenn überhaupt, nur für eine Minderheit in Frage kommen.

7.3 Gesund und rüstig geistig und körperlich älter werden

7.3.1 Unterschiedliche Demenz im Alter

Warum sind Akademiker weniger dement als Arbeiter, obwohl das Gehirn genau so viele Plaques hat? (AOK, ca. 1990)
Warum sind Nonnen bis ins hohe Alter nicht dement, obwohl ihr Gehirn genauso verändert ist wie das der Normalbevölkerung? (Amerikanische Untersuchung, ca. 2005)

Warum sind die hochdekorierten »Helden der Arbeit«, die in ihrem umsorgten, mit Massagen verwöhnten Leben in Seniorenhei-

men dement, während der einfache Arbeiter, der mit seiner Rente nicht auskommt und deshalb weiterarbeiten muss, bis ins hohe Alter nicht dement wird? (Grüne Vierteljahreshefte der russischen Botschaft, ca. 1960)
Warum ist das so? Was steckt dahinter? Wie ist der Mensch genetisch veranlagt, und warum gerade so?

7.3.2 Genetische Veranlagung

Der Mensch hat sich über die Jahrtausende hinweg kaum verändert, wie sich an der indigenen Bevölkerung Amerikas, Australiens und Eurasiens beobachten lässt. Er ist genetisch auf das Leben jener Zeit eingestellt. Vor Zehntausenden von Jahren war er Jäger und Sammler und darauf ausgelegt, über Stock und Stein zu laufen – eine Anpassung, die sich über viele Millionen Jahre als Affe und Tier entwickelt hat.

Der gesamte Körper ist darauf ausgerichtet. Die Muskulatur, von den Fußmuskeln bis zu den Nackenmuskeln, wird beansprucht, das Gehirn und die inneren Organe werden gut durchblutet, und die Gelenke, die selbst nicht durchblutet werden, erhalten durch vielseitige Bewegung die nötige Nährstoffversorgung. Auch die inneren Organe, wie beispielsweise der Darm, profitieren von dieser natürlichen Aktivität, da sie durch die Bewegung regelrecht massiert werden.

Das Laufen über Stock und Stein war essenziell für das Überleben der Art. Um die Erhaltung der Spezies zu gewährleisten, musste der Körper stets aktionsfähig bleiben. Dadurch besitzt er bis ins hohe Alter die Fähigkeit zur Regeneration – sei es durch die Bildung neuer Nervenverbindungen oder andere regenerative Prozesse.

Das Nervensystem steht über neurosekretorische Nervenzellen – also Nervenzellen, die bei Erregung Hormone ausschütten – in direkter Verbindung mit dem Hormonsystem. Dadurch wird der gesamte Körper angesprochen, und selbst der Blutdruck reguliert sich: Ein zu hoher sinkt, ein zu niedriger steigt.

So wie Sport den Körper in Form hält, sorgt Yoga für geistige Beweglichkeit. Einfacher Sport hält den Körper fit, während Yoga die geistige Leistungsfähigkeit erhält und im Sinne der Evolution arbeitsfähig macht. Beides ist gleichermaßen wichtig. Denn was nicht gebraucht wird, baut sich ab – »use it or lose it«, wie man es an den hochdekorierten »Helden der Arbeit« sieht, die ihren Ruhestand im wohlverdienten, aber verwöhnenden Altersheim verbringen und dort letztendlich an Insuffizienz und Demenz leiden.

Der Mensch und seine Vorfahren sind im Laufe der Jahrmillionen so genetisch programmiert worden, dass alles, was für das Überleben der Gruppe essenziell ist, erhalten bleibt oder bei Bedarf weiter ausgebaut wird. Das gilt sowohl für das Nervensystem – etwa wenn 80-Jährige das Arbeiten am Computer erlernen – als auch für Muskulatur, Knochen und andere Körperstrukturen. Doch was nicht gebraucht wird, wird unweigerlich abgebaut – »use it or lose it«.

7.3.4 Körperliche Ebene

Wandert man über Stock und Stein, stellt sich der Körper nach mehr als 600 bis 800 Metern Wandern um: Die Kollateralversorgung setzt ein, das heißt, Reservearterien öffnen sich, wodurch die Beschwerden beim Laufen deutlich nachlassen.

Ebenso geeignet sind Aktivitäten wie Schwimmen, Tanzen und das Spielen eines Musikinstruments – idealerweise in einem Orchester. Auch sogenannte »Körperfühlübungen« wie Autogenes Training oder Hatha-Yoga sind förderlich.

Weniger hilfreich hingegen sind Übungen, die isolierte Zentren im Zentralnervensystem aktivieren, wie das Erlernen von Sprachen, Schachspielen oder das Lösen von Kreuzworträtseln.

7.3.5 Geistige Ebene

In dem Kommentar zur Bhagavad Gita V, 27 über die Meditation heißt es: »Diese Ausgeglichenheit besteht darin, dass die Atemzüge gleichmäßig in wechselnder Richtung fließen und dass dieses Fließen nachlassen und schwächer werden sollte, um schließlich zum Stillstand zu kommen. Dies wird in der Regel vom Meditierenden nicht bemerkt und geschieht daher unbemerkt.«

In Wirklichkeit wird bei der Meditation sehr, sehr langsam ein- und ausgeatmet, sodass dieser Vorgang kaum wahrnehmbar ist.

Ähnlich wie bei der Meditation nimmt auch bei einer Angina-Pectoris-Attacke infolge der Verengung der Herzkranzgefäße die Hirndurchblutung ab. Während dies bei der Meditation einem natürlichen Sparmodus entspricht, ist es bei einem Angina-Pectoris-Anfall ein künstlich herbeigeführter Mangelzustand. Bei der Meditation sind alle körperlichen Prozesse organisch aufeinander abgestimmt: Der gesamte Organismus befindet sich in einem Ruhezustand und kann jederzeit wieder aktiviert werden. Im Gegensatz dazu führt die Angina Pectoris zu einer verminderten Hirndurchblutung, während der Körper durch die Stressreaktion auf Höchstleistung läuft. Dies führt zum Absterben von Gehirnzellen, einem irreversiblen Vorgang.

Auch die Wirkung von Psychopharmaka ist künstlich und ersetzt nicht die Meditation. Ein Brahmane sagte einmal, dass das Meditieren im Wald am gesündesten sei. Tatsächlich ist der Aufenthalt im Wald – insbesondere das Wandern über Stock und Stein – sehr zu empfehlen, auch wegen der erhöhten Sauerstoffaufnahme (Varga 1973 und Israel 1969). Auffällig ist zudem, dass Yogis durch ihre Meditation auch ohne sportliche Betätigung körperlich rüstig bleiben.

Mantra-Yoga aktiviert das gesamte Zentralnervensystem und nicht nur einzelne Gehirnareale, wie es etwa beim Erlernen von Sprachen oder beim Schachspielen der Fall ist. Daher könnte Mantra-Yoga auch für Astronauten von großer Bedeutung sein: Durch die einseitige Belastung im Weltraum werden nur bestimmte Hirnregionen aktiviert, während ungenutzte Areale degenerieren, wie Hirnscans zeigen.

Wer im Altersheim ein Leben des Nichtstuns führt, verliert durch Inaktivität ungenutzte Nervenzellen. Gleichzeitig führt Neurotisierung – also ein innerer Stresszustand trotz äußerer Ruhe – zu einer erhöhten Muskel- und Nervenanspannung sowie zu einem gesteigerten Stoffwechsel, was den Alterungsprozess beschleunigt. Um diesem unnötig schnellen Altern entgegenzuwirken, ist Mantra-Yoga besonders wertvoll.

Insbesondere für ältere Menschen trägt Mantra-Yoga wesentlich dazu bei, sowohl geistig als auch körperlich gesund und rüstig zu bleiben. Dies erklärt auch, warum Nonnen, die bis ins hohe Alter in der Selbstversorgung tätig sind, sowie Akademiker im Vergleich zu Arbeitern seltener an Demenz erkranken. Ebenso zeigen Studien, dass in Russland einfache Arbeiter, die nach der Rente weiterarbeiten müssen, seltener dement werden als hochdekorierte »Helden der

Arbeit«, die in Altersheimen ein komfortables, aber inaktives Leben führen. Obwohl ihre Gehirne altersgemäße Veränderungen aufweisen, bewahrt sie die kontinuierliche geistige und körperliche Aktivität vor dem Abbau von Nervenzellen und damit vor Demenz.

7.4 Erlebnisse bei einem Angina-pectoris-Anfall (Herzinfarkt)

1. Das Erlebnis
Erwähnen möchte ich noch folgendes Erlebnis: Beim Herüberreichen von Unterlagen in einer kritischen Angelegenheit engte ich meinen Brustkorb ein und löste so eine schwere Angina pectoris aus. Ich lag am Boden, mit ausgestreckten Armen, um noch Luft zu bekommen. Ich hatte schwere Herzbeschwerden und Todesängste, die in himmlische Freude ohne Herzschmerzen übergingen und gewann immer mehr Abstand zum irdischen Leben.

2. Medizinische Voraussetzung
Was lag vor und was war geschehen? Wie sich später auf der Intensivstation herausstellte, hatte ich in einer der Koronararterien (Herzkranzgefäßen) eine Stenose (Verengung), sodass statt 100 Prozent nur noch ungefähr 15 Prozent Blut durchfließen konnten. Die Einengung des Brustkorbs wirkte sich derart auf das Herzkranzgefäß aus, dass sich der Durchfluss von 15 Prozent gar auf null Prozent reduzierte. In der Folge wurde der Herzmuskel nicht mehr von dem Blutgefäß versorgt und fiel aus. Die Hirndurchblutung nahm ab und Todesängste mit einer »Rasereireaktion« nahmen zu.

3. Die Rasereireaktion
Bei der nun eingetretenen Rasereireaktion stimmen Impulse von der Gehirnrinde über die Achse Hypothalamus-Hypophysenvorderlappen-Nebennierenrinde das komplexe Wechselwirkungssystem zwischen verschiedenen Nerven- und Hormonfunktionen auf solche Weise um, dass der Organismus in einen Zustand höchster Alarmbereitschaft versetzt wird. Man sagt, die Angst lässt einen erblassen, das heißt, die

Ringmuskulatur der Arterien, die zur Unterstützung des Herzens das Blut im Rhythmus des Herzschlages vom Herz weg durch die Kapillargefäße drückt, zieht sich zusammen und verengt das Blutgefäß. Das Gehirn wird noch schlechter durchblutet.

4. Abnehmende Sauerstoffversorgung
In beiden Fällen, der Angina Pectoris und der Meditation nimmt die Hirndurchblutung ab, Sparmodus bei der Meditation, künstlicher Mangel bei dem Angina Pectoris Anfall. Bei der Meditation ist alles organisch abgestimmt, alle Teile des Körpers befinden sich auf Sparmodus, in einem Ruhezustand, und kann jederzeit wieder aktiviert werden. Dagegen nimmt die Hirndurchblutung durch den Angina Pectoris Anfall künstlich ab, während der Körper durch die Rasereireaktion auf Höchstlast ist. Das führt zum Absterben von Gehirnzellen als Sterbevorgang und ist nicht umkehrbar. Auch die Wirkung von Psychopharmaka ist künstlich.

5. Die Yoga-Erlebnisse beim Sterben
Durch das Zur-Ruhe-Bringen der unruhigen Bewegungen der inneren Welt, wird das, was die Seele zudeckt und ursächlich für die Aktivität des Körpers ist, aufgelöst: Damit wird die Aktivität verringert und in den Sparmodus übergeleitet. Dieses trifft auch auf das Gehirn zu.

Was beim Yoga Ziel der Übung ist, ist bei Angina pectoris künstlich, aber in beiden Fällen derselbe Vorgang. Daher erlebt man in beiden Fällen dieselben Erlebnisse und zwar die Versenkungserlebnisse der einzelnen Stufen beim Yoga: irdisches Bewusstsein, Seligkeitsbewusstsein, schmerzfreies himmlisches Bewusstsein usw.

Die, deren Seele und damit deren himmlisches Bewusstsein von Neid und Missgunst zugedeckt ist, erleben nur Todesängste und damit Höllenqualen und Höllenpein. So erleben die Sterbenden als Geläuterte schmerzfrei himmlische Freuden und die von Neid geplagten »Bösen« unter Schmerzen Höllenqualen.

6. Abbrechen des Sterbevorganges
Und nun wieder zu meinem Angina-pectoris-Anfall: Ich gewann immer mehr Abstand zum irdischen Leben, wollte aber noch nicht

gehen. Da erinnerte ich mich an ein Gespräch mit Maharishi Mahesh Yogi, in welchem wir ihn fragten, was wir beim Sterben tun können. Er sagte, zum Meditieren sei es zu spät, da seien wir vorher tot, bevor die Meditation wirke. Wir sollten »Jai Guru Dev« sagen, »gelobt sei Guru Dev«, Dev, das Sanskritwort für Gott.

Zum Erhalt der Evolution kommt es immer wieder vor, dass, wenn ein Volk in großer Not ist, in einigen die Fähigkeit und Kraft wächst, als ein Guru Dev, ein Guru mit besonderen Fähigkeiten, eben ein Gott Guru, das Volk in sichere Bereiche zu führen – mit Yoga als Hilfe zur Selbsthilfe. Diese Lebenskraft sprach ich mit »Jai Guru Dev« an.

Beim zweiten »Jai Guru Dev« geschah bei mir ein Reset, eine Spontanversenkung, oder eine kräftige Ablenkung von meiner Todesangst, und die Verkrampfung der Ringmuskulatur der Herzkranzarterie löste sich und das Blut konnte wieder durch die Stenose, die verengte Stelle der Herzkranzarterie, fließen. Ich fühlte mich wie neugeboren, war hellwach und hatte keine Beschwerden mehr. Ich hätte aufstehen können, aber da kam bereits der Notarzt mit den Sanitätern.

7. Sterbeerleichterung

Wir fragten Maharishi auch, wie man einem Nicht-Verwandten das Sterben erleichtern könne: Hand zart auf den Kopf des Sterbenden legen und meditieren. Die sich dann einstellende innere Ruhe des Meditierenden übertrage sich auf den Sterbenden und erleichtere ihm das Sterben. So fühle er sich nicht alleingelassen.

7.5 Bewusstsein

1. Das Denken im Stress

Ständige Aktivität, das Gefühl, immer in Bewegung sein zu müssen – »Wer rastet, der rostet« –, keine Pausen und keine Möglichkeit, Erlebtes zu verarbeiten oder geistig zu »defragmentieren«, führen langfristig zu Erschöpfung, Burnout-Syndrom, Depressionen, innerer Unruhe und Abstumpfung.

Unter Stress wird das Denken zunehmend grobstrukturierter und eingeschränkt. Es richtet sich zwangsläufig auf die vermeintlich drohende Gefahr und deren Abwendung, wodurch andere geistige Prozesse blockiert oder überlagert werden. Diese innere Unruhe manifestiert sich als unruhige Bewegung im Geist, als ein Mantel, der die Seele umhüllt und sie von ihrem eigentlichen Wesen entfremdet. Dadurch kann das eigene Denken als etwas Fremdes erscheinen, das nicht wirklich zu einem gehört – und doch täuscht es einem vor, es sei das eigene Ich, der eigene Wille.

Diese durch Stress entstandenen Einengungen betreffen nicht nur das Gehirn, sondern den gesamten Körper, insbesondere die Skelettmuskulatur und damit auch die Gesichtsmuskulatur. Dies wiederum beeinflusst den Gesichtsausdruck und verstärkt die grobstrukturierte Denkweise. Je nach Umwelteinflüssen können sich daraus Gefühle wie Neid, Angst oder Neurosen entwickeln. Diese emotionalen Bewertungen sind das Ergebnis tiefgreifender Umbauprozesse im Gehirn und bestimmen als »Filter« oder »Fenster« die Wahrnehmung der Welt.

Solche tief verankerten Muster wie Neid oder Angst legen sich als unruhige Bewegung oder als Schleier um die Seele. Da es sich um strukturelle Veränderungen im Gehirn handelt, benötigt ihr vollständiger Abbau Zeit – etwa eineinhalb Jahre regelmäßiger Übungen am Morgen und Abend. Die Veränderung des Bewusstseins geschieht in so kleinen Schritten, dass sie einem selbst kaum bewusst wird.

Ganz anders verhält es sich, wenn man das Glück hat, eine Spontanversenkung zu erleben. In solchen Momenten nimmt man innerhalb von Minuten die Umgebung immer feiner und subtiler wahr. Die Tiefe dieser Erfahrung ist dabei nicht steuerbar; sie hängt davon ab, wie tief die Versenkung von selbst reicht. Da das Gehirn jedoch nicht darauf eingestellt ist, klingt eine Spontanversenkung in der Regel innerhalb von drei Tagen wieder ab. Dennoch ermöglicht sie einen besonders deutlichen Vergleich zwischen den Bewusstseinszuständen.

Egal, welche Stufe der Versenkung man erreicht, man erlebt stets nur Teile dieser Stufe.

2. Subtiles Bewusstsein

Hat man das Glück, während einer Spontanversenkung in das kosmische Bewusstsein zu gelangen, so ändert sich innerhalb weniger Minuten vieles. Rückblickend empfindet man, dass man die Welt zuvor dumpf, verschleiert und farblos wahrgenommen hat. In der Spontanversenkung jedoch löst sich der vorher empfundene Lärm auf – er zerfällt in einzelne, klar unterscheidbare Geräusche, die alle exakt zugeordnet werden können. Lärm als solcher existiert nicht mehr. Dasselbe gilt für das Sehen, das Riechen und das Denken.

Das vorher grobe Denken wird durch subtiles Denken ersetzt und somit zu einem optimalen Denken erweitert – es entspricht einem »200-Prozent-Bewusstsein«. Alles erscheint brillanter und erheblich facettenreicher. Dies steigert nicht nur Kreativität und Einfallsreichtum im Beruf, sondern fördert auch die Entfaltung persönlicher Begabungen und ist daher von großem Vorteil. Man ist frei von Neid, Neurosen sowie der Kategorisierung in »Gut« und »Böse«. Die innere Welt befindet sich in einem Zustand der Ausgeglichenheit.

Im Berufsleben ermöglicht das subtile Denken, Zusammenhänge und Strukturen zu erkennen, die zuvor im Trubel des Alltags untergingen und daher unbemerkt blieben. Dieses feinere Denken betrifft sämtliche Lebensbereiche – von den Sinneswahrnehmungen über Begabungen bis hin zum Lösen von Problemen in Alltag und Beruf. Die Evolution folgt dabei einem klaren Prinzip: Was nicht gebraucht wird, wird abgebaut, während das, was benötigt wird – wie das subtile Denken –, ausgebaut wird. Um ein optimales Leben zu führen, sind Yoga-Übungen äußerst hilfreich, wenn nicht sogar eine Voraussetzung. Dennoch bleibt subtiles Denken immer nur im Rahmen der individuellen Intelligenzstruktur möglich.

Für jemanden, der grob denkt, stehen nur wenige Kriterien für Entscheidungen zur Verfügung. Was ihm unlösbar erscheint, kann für jemanden mit subtilerem Denken – und damit einer größeren Anzahl verfügbarer Kriterien – durchaus lösbar sein. Da ein blockiertes, grobes Denken das subtile Denken nicht kennt und nicht für möglich hält, sieht sich der grob Denkende oft als den Klügsten und bezweifelt die Ansichten des subtil Denkenden. »Unter den Blinden ist der Sehende König« – doch der Blinde kann das Sehen nicht begreifen und empfindet daher, dass etwas nicht stimmen kann. Nach Helmut Schoeck (»Der Neid«) ist genau dies eine der Ursachen für Inquisition und Hexenverbrennungen.

Das subtile Denken ist das Ergebnis eines von der Evolution vorgesehenen Resets – eines Umschaltens des Gehirns auf den von der Evolution vorgegebenen »Normalfall«.

Vor dem Reset: Signale aus dem Stammhirn durchlaufen die Großhirnrinde und werden dabei von erlernten Mustern und Neurosen beeinflusst.

Nach dem Reset: Diese Signale gelangen direkt an die entsprechenden Stellen der Großhirnrinde, ohne durch Neurosen oder erlernte Denkstrukturen gefiltert zu werden.

Dies gleicht dem Unterschied zwischen einer Autofahrt durch die Stadt – mit all ihren Baustellen, Hindernissen und Umleitungen – und einem Blick aus einem Flugzeug, der einen ungehinderten Überblick ermöglicht. Der Blick »von oben« offenbart die Baustellen, Neurosen und erlernten Denkmuster, doch man ist nicht gezwungen, ihnen zu folgen. Dies erleichtert vieles im Alltag und Beruf und bietet in Gefahrensituationen einen Überlebensvorteil.

Wenn Signale aus dem Stammhirn die Großhirnrinde vollständig durchlaufen, entspricht dies dem linearen Denken – einem streng logischen, schrittweisen Denken, das in den Geisteswissenschaften als essenzielle Voraussetzung für ein Studium gilt. Strenges logisches Denken ist auch die Grundlage für Computer, die zwar hochintelligent, aber dennoch »Vollidioten« sind.

Physiker hingegen sind im streng logischen Denken oft weniger begabt, da es im Widerspruch zu Kreativität und Einfallsreichtum steht – beides essenzielle Fähigkeiten für ihren Beruf. Ihre Sprache, die Mathematik, ist jedoch streng logisch. Stimmen Messergebnisse nicht mit Berechnungen überein, so bedeutet dies, dass die Randbedingungen der Berechnung nicht korrekt oder unvollständig waren – und genau dies eröffnet oft neue Möglichkeiten für Entdeckungen.

So wie jemand, der noch grob denkt, die Wirkung eines Mantren ebenfalls nur grob wahrnimmt, beginnt er mit zunehmender Sensibilität durch Yoga-Übungen auch die feineren, subtileren Eigenschaften des Mantren zu erkennen. Erst dann kann es in vollem Umfang auf ihn einwirken.

3. Medizinische Auswirkungen des kosmischen Bewusstseins
Da die Skelettmuskulatur vom Gehirn gesteuert wird, kann man durch Yoga-Übungen beobachten, wie sich körperliche Spannungen lösen. Infolgedessen fühlt man sich körperlich deutlich fitter. Dies erklärt, warum Yogis, obwohl sie keinen Sport treiben, dennoch körperlich so vital sind. Die Auswirkungen von Yoga erstrecken sich, soweit möglich, auf alle Funktionen des Körpers.

Bei einem schweren Neurotiker arbeitet das Gehirn selbst in völliger Ruhe auf Hochtouren, was sich auch auf die Skelettmuskulatur auswirkt. Dadurch hat er einen deutlich höheren Kalorienbedarf als jemand, der sich im Zustand des kosmischen Bewusstseins befindet. In diesem Zustand befindet sich der Körper im Sparmodus, so dass er mit einem Minimum an Atmung, Sauerstoffverbrauch und Kalorienzufuhr auskommt.

7.6 Sonstiges

1. Zur Ruhe gebracht
Psychotherapeutische Auswirkungen des kosmischen Bewusstseins: Neid, Ärger und ähnliche Emotionen sind tief in die Persönlichkeit integriert und erwecken den Eindruck, sie seien ein fester Bestandteil des eigenen Ichs und Willens. Dadurch blockieren sie das Denken. Durch Yoga-Übungen werden diese negativen Emotionen »zur Ruhe gebracht«, also allmählich aufgelöst.

Man empfindet kein Gefühl mehr für Neid oder Ärger. Was andere über einen denken, reden oder besitzen, berührt einen nicht mehr – stattdessen richtet sich die Konzentration auf die eigene Arbeit. Sticheleien anderer treffen einen nicht, da man sich nicht betroffen fühlt. Die Neurosen der Mitmenschen werden lediglich als deren Eigenarten wahrgenommen und verlieren somit ihre Wirkung. Dies führt dazu, dass sich diejenigen, die sticheln oder provozieren, ins Leere laufen und sich letztlich selbst dabei unwohl fühlen.

Auf diese Weise kann man unbeeinflusst optimal denken und handeln. Falls eine Reaktion erforderlich ist, erfolgt diese rein sachlich und ohne emotionale Beteiligung – selbst wenn scharf argumentiert wird, bleibt die innere Ruhe unberührt. Man ist ausgeglichen, spürt eine tiefe Ruhe und empfindet eine grundlegende Zufriedenheit.

2. Hindernisse als Lebenshilfe im im Yoga
Die in den Yoga-Übungen möglichen Erscheinungen und besonderen Fähigkeiten, die bereits dargelegt worden sind, stellen Hindernisse dar, da sie die Praxis unterbrechen können. Dennoch sind sie im täglichen Leben unter Umständen überlebenswichtig und daher genetisch angelegt.

Befindet man sich im Zustand des kosmischen Bewusstseins, kann man außergewöhnliche Erfahrungen machen. So erlebte ich, wie sich eine diffuse blaue Fläche mit einer aufsaugenden Kraft näherte. Sie zog mich an und verschmolz mit meinem feinstofflichen Körper, der als bläulich durchsichtiges Gebilde erschien. Zurück blieb mein physischer Körper, der sich dunkelgrau und warm anfühlte. Das Erlebnis, den materiellen Körper als feinstofflichen Körper verlassen zu können, vermittelte mir eine subjektive Gewissheit der Unsterblichkeit. Dennoch lässt sich dieser feinstoffliche Körper nicht fotografieren.

Nachts wurde ich immer wieder von Vernichtungs- und Angstträumen heimgesucht und wachte schweißgebadet auf. Doch eines Nachts erlebte ich im Traum, dass ich mich in Momenten der Gefahr federleicht machen konnte. Indem ich mit einiger Mühe Leichtigkeit in mich hineinpumpte, begann ich aufzusteigen. Schon wenige Meter über dem Boden war ich für die Gefahrenquelle verschwunden. Tagsüber übte ich in Wachträumen das Gefühl der Schwerelosigkeit, wodurch ich die nächtlichen Vernichtungs- und Angstträume schließlich vermeiden konnte.

Da ich im Traum kein physischer Körper war, sondern ein feinstofflicher, eine Art Seele, konnte ich in bedrohlichen Situationen durch das Schlüsselloch entweichen oder in seltenen Fällen sogar durch Wände gehen. Mit der Zeit gelang es mir immer besser, diese Fähigkeit anzuwenden. So vermied ich die quälenden Träume und konnte schließlich wieder angstfrei und erholsam schlafen.

Ängste und Neurosen erhalten sich selbst, indem sie durch wiederholtes Auftreten immer weiter verstärkt werden. Doch durch die bewusste Vermeidung von Vernichtungs- und Angstträumen werden sie allmählich »ausgehungert«. Dieser Effekt wird zusätzlich durch Yoga-Übungen verstärkt. Da Angstträume zu strukturellen Veränderungen im Gehirn führen, dauert der Rückbau umso länger, je häufiger und intensiver diese Träume zuvor erlebt wurden.

3. Persönlicher Nutzen

Nach Beenden der Yoga-Übung hat man ungefähr 10 Minuten später einen Tiefpunkt, dem zwei bis maximal drei Stunden später eine Phase der Erfrischung folgt. Wenn die Yoga-Übung gut verlaufen ist, dann befand man sich in unbekannten tieferen Schichten, daher fühlt es sich wie ein Blackout an, wie aktiv das Gehirn in der Übung war. Beim Zurückkommen hat man das Gefühl des »Geschafftseins«, daher das Gefühl eines Tiefpunkts, bevor sich dann das Gefühl einer Erfrischung durchsetzt.

Pessimisten können beim Erreichen des kosmischen Bewusstseins von einem Glückseligkeitserlebnis überwältigt werden, das dann in ein Seligkeitsgefühl übergeht. Optimisten haben so ein Erlebnis nicht.

In der Ehe sollten – wenn möglich – beide Partner Yoga-Übungen machen, um sich auch weiterhin zu verstehen. Im letzten Weltkrieg war der indische Zeitungsreporter und Brahmane Amazouruddin Ahmad mit einer Deutschen aus einfachen Verhältnissen verheiratet. Als sie aus Wut das teure Porzellan zerschlug, stand er freundlich dabei und als sie fertig war, umarmte er sie liebevoll und tröstete sie. Sie sagte später, es sei ihr unmöglich, mit einem »Gott« zusammenzuleben und ließ sich scheiden.

Auch im Beruf können Yoga-Übungen sehr hilfreich sein. Wenn man als Prüfer vor der Prüfung Yoga-Übungen macht, so überträgt sich die Ruhe und Gelassenheit auch auf den Prüfling und den Beisitzer. Der Prüfling kann im Zustand der Ruhe und Gelassenheit optimal antworten und ist nicht blockiert.

Neurosen von Lehrern und Vorgesetzten laufen ins Leere, wenn sie einen Schüler oder Mitarbeiter in völliger innerer Ruhe erleben, den das neurotische Verhalten nicht berührt, denn Neurosen leben davon, dass der Angesprochene ebenfalls neurotisch reagiert. Yoga-Übungen vor wichtigen Terminen oder als Vorsitzender bringen große innere Ruhe, die auch auf andere ausstrahlt. Bei den Anwesenden kehrt schnell Ruhe ein.

4. Yoga, früher und heute

Bisher wurden Texte über Yoga von Brahmanen für Brahmanen geschrieben, die aufgrund ihres Standes eine entsprechende Vorbildung hatten. Yoga ist als Methode unabhängig von Kultur und Sprache. Während der Yoga-Übungen auftretende Erlebnisse sind innerhalb der Methodik Hindernisse, da sie von den Übungen abhalten und zählen daher nicht zur eigentlichen Methode. Diese Erlebnisse in den Yoga-Übungen sind jedoch die Grundlage vieler Religionen, so auch der Hindu-Religion. Daher müssen Brahmanen als spätere Hindu-Priester eine Ausbildung in Yoga als Methode und Hindu-Religion als Lehre machen und sind somit Yoga-Lehrer und Hindu-Priester zugleich.

Maharishi Mahesh Yogi war selbst kein Brahmane, sondern ein chemisch-technischer Assistent, der in einer Munitionsfabrik gearbeitet hat. Im Geiste Indiens aufgewachsen, hat er nun versucht, den Yoga im Geiste westlichen Denkens zu beschreiben.

Während zum Beispiel in Indien Neid als Plage der Menschheit durch Yoga überwunden werden soll, tritt im Christentum vielmehr der Teufel in uns als Plage der Menschheit an diese Stelle. Heutzutage setzt sich naturwissenschaftliches Denken immer mehr durch und es wäre eine Erforschung wert, was sich zeitgenössische Yoga-Übende vom Yoga versprechen und wie Yoga genau innerhalb dieses wissenschaftlich-rationalen Diskurses zu verorten ist und funktioniert.

In der folgenden Tabelle ist die indische Vorstellung von Yoga nach Maharishi Mahesh Yogi und die naturwissenschaftliche Vorstellung von Yoga gegenübergestellt.

Yoga nach Maharishi Mahesh Yogi	**Yoga als medizinisch-naturwissenschaftliches Phänomen**
1.) Was nicht zu mir gehört	
Neid, Missgunst, Ärger, Verlangen nach jeglichen Genuss, Begehren täuschen mir vor, sie seien mein Ich, mein Wille (blockiertes Denken)	Je intensiver die Konzentration auf das, was nicht zu mir gehört, um so enger, gröber oder eingeschränkter das Denken und Entscheiden (blockiertes Denken, Persönlichkeitsänderung, Änderung des Rechtsempfindens, Beratungsresistenz)
2.) Auswirkungen auf das Gehirn	
nichts	Angst vor einer Gefahr löst eine Rasereireaktion des ganzen Körpers aus. Bei Yoga-Übungen findet ein Abbau, Umbau und Aufbau im Gehirn statt. Dazu müssen Stammzellen angeregt werden, Nervenfasern zu bilden, Nervenwachstum 1–2 mm/Tag
3.) Wirkung des Mantra	
das Werkzeug, um Yoga auszuüben	Das Mantra der Einführung stärkt das Selbstbewusstsein der Urseele, so dass das, was nicht zu mir gehört, unwichtig wird und sich auflöst.
4.) Zweck der Übung	
Unruhige Bewegungen zur Ruhe bringen (morgens und abends ungefähr eine halbe Stunde)	Aktivieren des genetisch angelegten »Defragmentierens« und Verarbeitens des Erlebten mit dem Ziel, ein »Reset« zu erreichen, denn der Sinn des Lebens ist in der Seele genetisch in ihrer ureigenen Form angelegt.
5.) Arbeitsweise des Gehirns beim »kosmischen Bewusstsein«	

Normales Denken plus subtiles Denken ergeben optimales Denken (200% Denken)	Vor dem kosmischen Bewusstsein: normales, lineares Denken, vom Stammhirn durchläuft das Signal die Großhirnrinde wie ein Auto die Hindernisse des Stadtverkehrs. Im kosmischen Bewusstsein: subtiles, vernetztes Denken. Vom Stammhirn geht das Signal direkt an die gesuchte Stelle in der Großhirnrinde und sieht Dinge, die unten nicht sichtbar sind als subtiles Denken (wie aus einem Flugzeug heraus)
6.) Yoga eine Erfindung der Indoeuropäer	
nichts	Das Urvolk der Indoeuropäer lebte im Norden. Ihre Überlebensaussichten unter widrigen Bedingungen (Frost, Schnee) waren am größten, wenn sie optimal entscheiden. Daher machten sie Yoga-Übungen.

ANHANG

AUTOGENES TRAINING

Körperfühlen zur Reizverarmung als Voraussetzung zur Yoga-Übung

Selbstentspannung nach J. H. Schultz von K Vanselow

SCHULTZ, J. H.: Das autogene Training: Konzentrative Selbstentspannung – Versuch einer klinisch-praktischen Darstellung. 10. Auflage. Stuttgart: Georg Thieme Verlag, 1960 (Seitenangabe: S. Seite).

SCHULTZ, J. H.: Übungsheft für das autogene Training. Konzentrative Selbstentspannung. 11. Auflage.: Georg Thieme Verlag, 1961 (Seitenangabe: Ü Seite)

Auf ersteres Werk wird im Folgenden mit Seitenangaben (S.), auf letzteres Werk mit Seitenangaben (Ü) hingewiesen.

I Allgemeines

1. **Beeinflussung durch Chemikalien** etc: Pharmaka wie Kaffee (Koffein) oder Teegenuss (Teein), die auf die Hirnrinde erregend wirken, erschweren die Arbeit (S. 188). Ebenso erschweren auch erregende Spirituosen die Übung (S. 188). Dagegen erleichtern dämpfend ermüdende Spirituosen in manchen Fällen die Arbeit (S. 188). Völlige Aufhebung der Versenkungsmöglichkeit bei fieberhaften Infektionskrankheiten (S. 188). Behinderung durch Affekte S. 189.

2. **Versuchsbedingungen (Reizverarmung)**

a) Einen ruhigen, nicht überwärmten, etwas abgedunkelten Raum benutzen (S. 14)

b) Körperhaltung S. 14–17, Ü 14

   α) Passive Sitzhaltung im Ohrensessel

β) Droschkenkutscherhaltung
γ) Liegehaltung
c) Augenschluss

3. **Zeitliche Festsetzung der Übungen**
a) **Wann:** Morgens früh, nach der Mittagsmahlzeit, nach dem Abendessen und vor dem Einschlafen (S. 46)
b) **Dauer:**
α) Während der 1. und 2. Übungswoche ½ bis 1 Minute (Ü 15).
β) Dauer der Übung nach der zweiten Übungswoche: 5–15 Minuten S. 46, 88).
γ) Nach ¼ Jahr glatten Verlaufs kann bis zu 1 Stunde in Versenkung verweilt werden.
c) **Übungsdauer bis zur nächsten Stufe:** 10–14 Tage zwei- bis dreimal täglich
d) **Übungsdauer der gesamten Unterstufe:**
α) Lernzeit: 2½ – 3 Monate
β) Zeit der Intensivierung nach der Lernzeit: 4–6 Monate mindestens zweimal am Tag
e) **Notwendige Vertiefung für die Oberstufe:** ½ bis 1 Jahr und länger

4. **Anbau neuer Übungen:** Erst das Bekannte in der gelernten Reihenfolge, dann das Neue. Neues nur kurz anbauen, Bekanntes kann beliebig lange geübt werden (Bekanntes bis zu 20–30 Minuten, Neues 1–2 min)

5. **Verschlechterung der Versuchsergebnisse:** Nach ein bis drei Wochen stellt sich ein Minimum der Ergebnisse ein. Nach anfänglichen Erfolgen bildet ein Minimum im Ergebnis den Übergang zur Lernperiode (S. 222)

6. **Hat man den Faden verloren**, so beginnt man ganz von vorn und durchläuft alle schon geübten Stufen in wenigen Tagen

7. **Wird ein Arm regelmäßig geübt**, so geht die Wirkung von selbst auf andere Gebiete über, da das Nervensystem die Glieder verbin-

det. Die Übung wird so lange an einem Arm geübt, bis sie sich von selbst auf die drei übrigen Glieder verallgemeinert. Nur wer peinlich genau übt, bekommt wirkliche Sicherheit und Geläufigkeit und damit Erfolg (Ü 13)

8. **Zurücknahme der Übung:**
a) Die Arme werden ein paar Mal mit energischem »militärischen« Ruck gebeugt und gestreckt
b) Es wird tief ein- und ausgeatmet
c) Die Augen werden geöffnet
Kurzes Formelkommando: a) Arm fest, b) tief atmen, c) Augen auf

9. **Durch die Versenkung entstehende Fehlhaltungen:** Missbrauch durch neurotische Ausweichreaktionen (S. 189). Falsche Einordnung normaler Phänomene führt zu Fehlreaktionen (S. 190)

10. **Oppositionsphänomen:** Es tritt das Gegenteil von dem ein, was erwartet wird (S. 166)

11. **Psychologische Typen und ihre entsprechenden Aufgabenvorstellung** (S. 19–20, 22 unten)
60% gemischt optisch-akustische Typen. 40% im Wesentlichen optische, weniger häufig akustische und akustisch-motorische und sehr ausnahmsweise rein motorische Typen. Hieraus folgt entweder optische Vorstellung der Aufgabe oder akustische durch Selbstmitflüstern.

12. **Einleitung zu den Übungen der ersten Stufe der Unterstufe:**
a) Pendelversuch (S. 157)
b) Fallversuch (S. 160)

II Aufbau einzelner Stufen

Nr. der Entspannungsübung folgender Gebiete (Art der Übung)	Übungsformel
I Muskeln (Schwereübung)	1. Der rechte Arm ist ganz schwer: 6 mal (später: Arm ist ganz schwer) 2. Ich bin ganz ruhig: einmal und dann wiederholen
Bemerkungen	Kontrolle: Versuchsarm dicht unter dem Ellenbogen anfassen, vorsichtig anheben und plötzlich loslassen. Der Arm muss frei fallen (S. 23). Lokalisierung des Schwereversuches beim ersten Auftreten (S. 31). Bei 60% Unterarm-Ellenbogengegend, bei 10% Gelenkschaft rund um den Ellenbogen oder Handgelenk, 10% Schulter-Oberarmgebiet, 10% in der Haut, 10% im gesamten Arm ohne Differenzierung. Ergebnisse: Aufhebung des Zähneknirschens (S. 47), Hals wird länger durch Lösen der verkrampft hochgezogenen Schulterarmgürtel (S. 47). Sekundäre Erscheinungen (S. 42): Strömendes Wärmegefühl, Kribbeln (S. 42, 178), Ziehen, scheinbares Zucken, Vibrieren Störungen: 1) Unvollkommenes Zurücknehmen führt oft zu sehr störenden nachträglichen Schwereerlebnissen. Durch exaktes Zurücknehmen können sie aufgehoben werden (S. 179). 2) Vasomotorische Störungen wie Kaltwerden und Druckgefühl in der Schläfe (S. 179). 3) Motorische Nacherscheinungen wie schmerzhafte Vibration oder Hemmung der Muskelarbeit (S. 179).

Nr. der Entspannungsübung folgender Gebiete (Art der Übung)	Übungsformel
2 Blutgefäße (Wärmeerlebnis)	1. Arme, Beine (sind ganz) schwer (S. 55) 2. (Ich bin ganz) ruhig 3. Der rechte Arm ist ganz warm
Bemerkungen	Sekundäre Erscheinungen: Wie bei der Schwereübung. Zusätzlich: manchmal Gefühl des Anschwellens (S. 63 unten). Nachdauer des Wärmegefühls: bis 1/2 Stunde (S. 181) Störungen: Schweißsekretion Aufhebung: Haut ist ganz trocken (S. 182) Wärmegefühl kann sich bis in den Kopf ausdehnen (S. 182–183). Daraus folgt Schwindel; bei Disponierten Migräneanfälle, Ohnmacht, Aufregung, Unruhe, Ängstlichkeit möglich (S. 183)

3 Herz (Herzregulierung)	1.– 3. 4. Herz schlägt ganz ruhig und kräftig
Bemerkungen	Übungsgefühl: In der Rückenlage rechten Ellenbogen so unterstützen, dass er ebenso hoch liegt wie die Brust; dann die rechte Hand auf die Herzgegend legen. Arm muss genau waagerecht liegen. Später braucht die Hand nicht mehr auf die Brust gelegt zu werden (S. 78). Beobachtungen: Ich fühle einen dumpfen Stoß, ich merke, wie das Herz an die Brust anschlägt, Brustkorb ganz groß, warm, dunkel usw. (S. 76) Warnung: Vorsicht bei gestörtem Kreislauf oder gestörter Herzfunktion (S. 184). Warnung: Auf keinen Fall Verlangsamung der Herztätigkeit hervorrufen

Nr. der Entspannungsübung folgender Gebiete (Art der Übung)	Übungsformel
4 Atmung (Atemeinstellung)	1.–4. 5. Atmung ganz ruhig 5a. Es atmet mich
Bemerkungen	Beobachtungen: Gefühl, als ob der Körper und nicht die Nase atmet (S. 79). Atmen mit dem Bauch, Wärmeempfindung bei Ausatmung, Ausatmungsverstärkung (S. 80). Störungen: Interferenzstörung mit dem Herztonrhythmus möglich (S. 184).

5 Leiborgane Bauchorgane Sonnengeflecht	1.–5a. 6. Sonnengeflecht strömt warm
Bemerkungen	Übungshilfen: 1) Die Phantasie, als ströme der Atem beim Ausatmen in den Leib, kann oft helfen. 2) Das von Arm und Bein bekannte Wärmeerlebnis intensiv nach der Gegend zwischen Nabel und Brustbein konzentrieren (S. 82). Beobachtungen: Visionen möglich (S. 83). Hinderungsmöglichkeit: Schwierigkeit der Übung bei lebens- und naturwidrig Verbildeten (S. 185).

Nr. der Entspannungsübung folgender Gebiete (Art der Übung)	Übungsformel
6 Kopf (Einstellung des Kopfgebietes)	1.–6. 7. Stirn ein wenig kühl, oder: Die Stirn ist angenehm kühl später: Ruhe – Schwere – Wärme – Atmung – Herz ruhig – Sonnengeflecht warm – Stirn kühl (Ü 25)
Bemerkungen	Vorbereitend: Gesicht hängt angenehm schwer, Kopf leicht und klar (S. 84) Übungshilfe: Vorstellung der Kühle kann erleichtert werden durch eine leichte Kühlreizung (Kölnisch Wasser, Migränestift usw.; S. 185) Mein Kopf ist kühl« zweckmäßig zerlegen in einzelne Kopfteile, z. B. meine Stirn, mein Nacken, meine linke Schläfe usw. ist kühl (S. 167). Beobachtungen: Visionen möglich (S. 86 ff.) Hinderungsmöglichkeit: Verkrampfung in der Vorstellung machen den Versuch unmöglich (S. 186 oben) Vorsicht: Nur ein ganz leichtes Kälteerlebnis hervorrufen (S. 84), sonst Schwindel, ohnmachtsähnliche Zustände, lang dauernde Kopfschmerzen usw. Bei normalem Verlauf leichte unangenehme Kopfschmerzen möglich (S. 84). Warnung vor intensiven Kälteerlebnissen wie Eis und Schnee (S. 185). Warnung vor unvorsichtigem Experimentieren mit dem Kälteerlebnis.

III Was kann man mit den Übungen der Unterstufe anfangen?

1.) Was kann grundsätzlich erreicht werden (Ü 10 und Ü 26)

1.1 Intensitäts- und Leistungssteigerung: In der Versenkung sowie über die Versenkung können viele Leistungen gesteigert werden: Empfindungen, Gefühl, innere Einsichten, Erinnerungen

1.2 Entspannung als Erholung: Eine autogene Versenkung von 5–20 Minuten hat eine außerordentlich erfrischende und leistungssteigernde Wirkung. Man kann sofort in den Schlaf eintreten und mit genauem Termin aufwachen.

1.3 Entspannung als Ruhigstellung: Ärgergefühle hören auf, falsche verkrampfte Gefühlsstörungen lösen sich auf, echte Gefühle vertiefen sich.

1.4 Selbstregulierung sonst »unwillkürlicher« Körperfunktionen: Man ist in der Lage, Blutverteilung, Herzschlag und andere Körperfunktionen, die sonst als »unwillkürlich« gelten, selbst zu regulieren, kalte Füße zu beseitigen. Schmerzen abzustellen (keine Unterdrückung von Schmerzäußerungen, sondern ein völliges Verschwinden oder ein gar Ausbleiben des Schmerzes).

1.5 Selbstbeherrschung und Selbstbestimmung: In die autogenen Versenkung eingebaute formelhafte Vorsätze (z. B. »Sparsamkeit ist Freude«, »Ordnung ist Freiheit«, »Schreibtisch wird aufgeräumt«, »Brief wird geschrieben«) wirken wie die posthypnotische Suggestion automatisch, besonders, wenn sie ruhig und unbeirrbar einige Tagen abends vor dem Einschlafen errichtet und (am besten ohne »Zurücknehmen«!) in den Nachtschlaf übernommen werden.

1.6 Selbstkritik und Selbstkontrolle durch Innenschau in der Versenkung

2. Im einzelnen kann erreicht werden

Terminerwachen (S. 95) autogene Versenkung als Schlafersatz (S. 95) Selbstruhigstellung bei Aufregung (S. 92) Eigensensationen können verstärkt oder abgeschwächt werden (S. 98) Schmerzfreiheit (S. 98, (Ü 25) Schmerzhafte Zahnbehandlungen können schmerzfrei gemacht werden (S. 101) Vertiefung des Kunsterlebnisses (S. 102) bessere literarische Ergebnisse (S. 102)	Verhinderung von Erfrierungen (S. 103) Beseitigung von kalten Füßen (S. 103) Beseitigung von Schnupfen S. (103) erhöhte Gedächtnisleistung (S. 103–104) z. B. vergessener Sachen oder Gedichte usw, oft genügt hierzu eine Partialentspannung des Schulter-Nackenfeldes, um etwas schlagartig zu erkennen (S. 104) besseres Einschlafen Arbeitserleichterung in geringem Maße Selbstschau (S. 109)

3. Klinische Erfahrungen: Beseitigt werden können

Vasomotorische Störungen (S. 119) Vasomotorische Schwächeanfälle mit Versagen der Sprache, Gedankenhemmung und Todesangst (S. 119) Errötungsfurcht, nervöses Erröten (S. 120) Selbstschutz gegen physikalische Schädigungen (Erfrierung) (S. 121) Wundschmerzbeherrschung (S. 121) Herzstörungen (S. 121) Asthma bronchiale (S. 125) Funktionelle Störungen des Magen-Darmkanals (S. 126)	Hämorrhoiden (S. 131 ganz unten) Menstruationsbeschwerden (S. 132 unten) Geburtsbeschwerden (S. 133 oben) Zähneknirschen (S. 133) Warzenbeseitigung (S. 133 unten) Funktionelle Blasenstörungen (S. 134) vegetative Neurosen (S. 135) Angstneurosen (S. 143) Bewegungsstörungen (S. 150) Schreibkrämpfe (S. 150) Blickkrämpfe (S. 151)

IV Anmerkungen

Alles kommen lassen: I. H. SCHULTZ (1960, S. 172) hat über diesen Punkt so vortrefflich geschrieben, dass man ihn sinngemäß übernehmen sollte: Jedes spannende Wollen, geistig denkerischer oder motorischer Art hebt das autogene Training in sich selbst auf. Diese Eigenart führt namentlich bei solchen Personen häufig zu Misserfolgen, die ihre Sache besonders gut machen wollen und daher in aktiver Spannung verharren. Bei gewissen innerlich gespannten, oft der Zwangsneurose nahestehenden, nervösen Menschentypen stellt gerade die Erarbeitung dieser ersten Position unserer Übungsarbeit, und zwar die Übungsformel Kommenlassen, eine wesentliche psychotherapeutische Maßnahme dar, die große Geduld erfordert. Der Fehler denkerischer Verkrampfung verrät sich oft darin, dass die Personen ohne Anregung des Versuchsleiters, ja gegen seine ausdrücklichen Hinweise, die Übungen mit einer falschen Aufgabenstellung verbinden. Sie nehmen irrtümlicherweise an, dass bei den Übungen ohne jede Unterbrechung nur die Übungsformel bewusst sein darf und bemühen sich mit aktiver Anstrengung, alle anderen seelischen Inhalte abzuwehren. I. H. Schultz schreibt weiter: »Wir bezeichnen diese häufige Fehleinstellung als ein ›absichtliches Nichtdenkenwollen‹; ein derartiger Vollzug hat selbstverständlich aktiven, wenn auch abwehrenden Charakter und hebt das autogene Training ebenso in sich selbst auf wie jede andere Aktivität. Die Personen sollen wohl überwiegend bei der Übungsformel seelisch verweilen, aber andere Erlebnisse nicht aktiv abwehren. Ziel richtigen Trainings ist in Bezug auf spontane Innenerlebnisse eine Haltung, die in einem anschaulichen Beispiel so gekennzeichnet werden kann, es solle die Versuchsperson, »wie in einem warmen Bade behaglich liegen und spontan auftretende seelische Erlebnisse nur so registrieren wie einen langweiligen Film«.

Weiterhin ist zu berücksichtigen:
Zudeckend – aufdeckend: Das Autogene Training ist wie die Meditation am Anfang **beruhigend**, das heißt zudeckend und kann bei Anfängern in **innere Unruhe** – aufdeckend – übergehen. Dann **sofort abbrechen** durch exaktes Zurücknehmen. Aufdeckend heißt:

Der »**Tiger im Tank**« als die Ursache der aufkommenden Unruhe kommt zum Vorschein. Beständiges Üben des Autogenen Trainings oder Meditierens lässt den Tiger zur **Bedeutungslosigkeit schrumpfen** und er wird damit ungefährlich. Statt des Tigers kann auch **Angst** hochkommen, die sich bis zur **Vernichtungsangst** steigern kann.

Wird die **Übungzeit** zu kurz gewählt, stellt sich kein Erfolg ein, wird sie zu lang gewählt, kann das Zudeckende ins Aufdeckende umschlagen. Aus **Erfahrung** sind daher die Übungzeiten festgelegt worden. Kommt das Aufdecken doch früher, muss die Übungszeit entsprechend **verkürzt** werden. Um trotzdem einen Erfolg zu erreichen, muss **öfter geübt werden**, so dass die **Gesamtübungszeit** am Tag erreicht wird. Zum Beispiel statt 20 Minuten in einem Stück jetzt 4 × 5=20 min (20 Minuten) über den Tag verteilt.

ERLÄUTERUNG EINIGER SANSKRIT-FACHWORTE

abhimāna der Wahn des Ichbewusstseins
abhyāsa beständiges Üben
aham Ich
ahamkāra Ichbewusstsein, der »Ich« (aham)-»macher« (kara)
ānanda Glücklichkeitsgefühl
asmitā-mātra asmitā = Ich - bin -heit, mātra = Maß
asmitā-mātratā asmitā = Ich - bin -heit, mātratā = »Nur-so-heit«
avidyā Unwissen, falsches eingebildetes Wissen
Bhagavadgita, Bhagavad-Gītā Bhg VI, 10, Bhg Kapitel 6, Vers 10, Bhagavad: der Erhabene, Gita: Lied, Gesang
bhoga »Weltessen«
cit hell sein, leuchten
citta Substanz der Seele und Inhalt der Seele
dharma Wesensgesetz, Eigenschaften, Kennzeichen, Rechtschaffenheit, Pflicht
dhyāna Meditation
duhkha leidvolle Hemmung; die vṛttis sind duhkha
ekagra einspitzig, die beiden Seiten einer Pfeilspitze vereint in der Spitze
ekagrata Einspitzigkeit
ekāgrya-citta die Seele einspitzig gemacht
guṇa Weltstoffenergie, latent in die drei guṇas tamas, rajas, satva gespalten
Guru Meister oder Lehrer, der Gewichtige, der Schwere
hetu Ursache
jīva der Lebendige
kāma das Verlangen nach Genuss und Dasein, führt zur »Weltverblendung«
Karma-Yoga der Yoga des Tuns
Karmendriya fünf Tätigkeitskräfte: Reden, Greifen, Gehen, Entleeren (Stoffwechsel) und Zeugen
klèsas Qualen, Bedrängnisse; die Doppelnatur der klèsas ist: sūkṣmas (biologisch-metapsychische Urmächte) und vṛttis (Bewusstseinsvorgänge)
manas individuelles logisches Denkorgan; die Funktion und Fähigkeit von manas ist samkalpa, die Kraft schöpferischer, zielstrebiger Entschlüsse, aber ohne Mithilfe der Vernunft (buddhi)
māyā Illusion
MMY Maharishi Mahesh Yogi, maha: groß, rishi: Weiser

nirmāṇa-citta Einzel-citta
nirodha ein Synonym für samādhi (wie samāpatti), das Zur-Ruhe-Kommen aller Bewusstseinsfunktionen
prakṛti die materielle Urnatur
puja Anrufung der Yogagurus
puruṣa unzerstörbares Kernwesen im Menschen, lateinisch: vis vitalis
rajas die Schicht der schaffenden Triebe und der stolzen Leidenschaften
samādhi die höchste Stufe der Tiefenbesinnung
samskāra Bewirker
sattva die Region der klaren inneren Anschauung, des feinen Empfindens
smṛti Erinnerung
tamas die dumpfe, vegetative Schicht, blinde Rücksichtslosigkeit
vairāgya Leidenschaftslosigkeit, »Entlüstung«
vṛtti Gedankenwirbel
Yogasutra I Yoga-Merksprüche, definiert Yoga als: Yoga citta vṛtti nirodha, »das Zur-Ruhe-Bringen der Bewegungen der inneren Welt«

LITERATUR

Amthauer, R.: I-S-T 70, Intelligenz-Struktur-Test, 3. veränderte und erweiterte Auflage. Göttingen: Verlag für Psychologie Hogrefe, 1970.

Bhagavadgita, das Lied der Gottheit. Stuttgart: Reclam Nr. 7874/75, 1955

Bhagavadgita, aus dem Sanskrit ins Englische übersetzt und neu kommentiert von Maharishi Mahesh Yogi. Stuttgart: International SRM Publications, 1971

Blücher von Wahlstatt, Nikolaus Fürst und andere: Verfolgung im Rechtsstaat, Herausgeber: Vereinigung meditierender Juristen in Deutschland e. V. AG Montabaur, VR 986, D-56410 Montabaur, 1993

Boss, M.: Indienfahrt eines Psychiaters. Freiburg, Basel, Wien: Herder, 1966

Brixner, W.: Die Mystiker, Leben und Werk. Augsburg: Bechtermünz/Weltbild, 1996

Deussen, P.: Sechzig Upanishads des Veda/Aus d. Sanskrit übers. u. mit Einl. u. Anm. vers. von Paul Deussen. 4., unveränd. Aufl., Fotomechan. Nachdr. d. 3. Aufl. Leipzig, Darmstadt 1921: Wissenschaftl. Buchgesellschaft 1963

Durig, A.: Über Automatik und deren Grenzen, Journal of the Mount Sinai Hospital, XIX, S. 38 (1952)

Eliade, M.: Yoga: Unsterblichkeit und Freiheit. Zürich, Stuttgart: Rascher, 1960

Frauwallner, E.: Geschichte der indischen Philosophie, Band I. Salzburg: Otto Müller, 1953

Frauwallner, E.: Geschichte der indischen Philosophie, Band II. Salzburg: Otto Müller, 1956

Hauer, J. W.: Der Yoga: Ein indischer Weg zum Selbst. Stuttgart: Kohlhammer, 1958

Hertz, H., in: Bergmann, L., Cl. Schäfer: Lehrbuch der Experimentalphysik, Band 1: Mechanik, Akustik, Wärmelehre. Berlin: Walter de Gruyter, 1954

Hofstätter, P. R.: Psychologie, Das Fischer Lexikon Nr. 6 (1957)

Israel, H.: Elektrostatische Ladungsbildungen im atmosphärischen Bereich. Naturw. Rdsch./22. Jahrg./Heft 4/1969 S. 20 und S. 153–160

Jacobs, H.: Indische Weisheit und westliche Psychotherapie, München: J. F. Lehmanns, 1965

Kety, S. S.: In Problems of Consciousness. New York: Macy, 1952

Kretschmer, E.: Medizinische Psychologie, 12. Aufl., Stuttgart: Thieme, 1963, S. 346

Kretschmer, E.: Psychotherapeutische Studien, Stuttgart: Thieme, 1949, S. 19
Kubie, L. S.: Neurotische Deformationen des schöpferischen Prozesses. Rowohlts deutsche Enzyklopädie Nr. 244 (1966)
Langen, D.: Die gestufte Aktivhypnose. Stuttgart: Georg Thieme, 1967
Levi, L.: Stress: Körper, Seele u. Krankheit. Aus d. Schwed. übers. von B. Tribukait. Göttingen, Berlin, Frankfurt, Zürich: Musterschmidt, 1964
Lorenz, K.: Er redete mit dem Vieh, den Vögeln und den Fischen. Wien: Verlag Dr. G. Borotha-Schoeler, 1963
Maharishi Mahesh Yogi: On the Bhagavad-Gita: A New Translation and Commentary with Sanskrit Text (Chapters 1–6), Penguin, 1969
Maharishi Mahesh Yogi: Bhagavad Gita: Kapitel 1–6, aus dem Sanskrit übertragen und neu kommentiert von Maharishi Mahesh Yogi. Bielefeld: Kamphausen, 1999
Maharishi Mahesh Yogi: The Science of Being and Art of Living. International SRM Publications
Maier-Leibnitz, H.: Die Sprache der Physik. DUZ 19/1982, S. 20–21
Moufang, W., Stevens, W. O.: Mysterium der Träume, München: Paul List, 1953
Schmidt u.a. 1945 in: Schultz, J. H.: Das autogene Training. 10. Aufl., Stuttgart: Thieme, 1960
Schneider, M.: Zur Pathologie des Gehirnkreislaufs. Acta Neurochirurgica, Suppl. VII, 34–50, 1961
Schoeck, H.: Der Neid – Eine Theorie der Gesellschaft. Freiburg, München: Alber, 1966
Schottlaender, F.: Die Mutter als Schicksal. Stuttgart: Klett, 1966
Schultz, J. H.: Das autogene Training. 10. Auflage. Stuttgart: Thieme, 1960
Schultz-Hencke, H.: Der gehemmte Mensch. Stuttgart: Thieme, 1965
Spitz, R. A.: Vom Säugling zum Kleinkind, Stuttgart: Klett, 1967
Twen, Nr. 3 10. Jahrgang (März 1968), München: Kindler und Schiermeyer
Uwe Pörksen: »Weltmarkt der Bilder.« Eine Philosophie der Visiotype. Stuttgart: Klett-Kotta, 1997, 329 S., 67 Abb.
Vanselow, K.: Meditative Übungen zur Beseitigungvon Stress-Folgen, Hippokrates 39. Jahrgang Heft 12 Seite 462–465 (1968)
Vanselow, K.: Die meditative Heilkraft des Mantra-Yoga. Kiel: Ludwig, 2023
Vanselow, K.; L. Dummer-Smoch: Die Vernachlässigung individueller Begabungsstrukturen im deutschen Bildungssystem: Ergebnisse einer experimentellen Untersuchung. Bochum: Winkler, 2002
Varga, A.: Physiologische Wirkung von Luftionen und deren Bedeutung als Umweltfaktoren. Naturw. Rdsch./26. Jahrg./Heft 5/1973 S. 204–208

Vasistha-Samgraha: Yogavasistha – Die Lehren des Weisen Vasistha. Einweihung in die Welt des Wirklichen. Interlaken: Ansata-Verlag, 1988
Zimmer, H.: Philosophie und Religion Indiens. Zürich: Rhein-Verlag, 1961
Zimmer, H.: Abenteuer und Fahrten der Seele. Zürich, Stuttgart: Rascher, 1961

SACHREGISTER

ÜBER DEN AUTOR

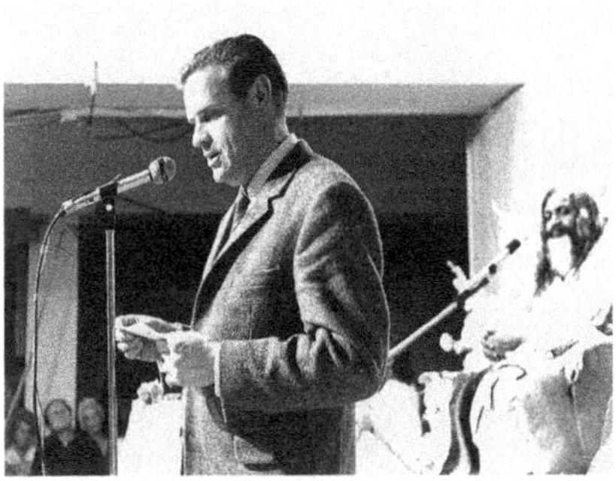

Dr. rer. nat. Kurt Vanselow
Universitätsprofessor a. D.,
apl. Professor für Physik
Arbeitsgebiet: Medizinische Physik, 1970

19.02.1930 geboren in Buenos Aires, Argentinien

Januar 1945 Flucht von Danzig nach Flensburg

1951 Abitur in Kappeln an der Schlei

Studium der Physik, Mathematik, Chemie und Meereskunde an der Universität Kiel

1958 Promotion zum Dr. rer. nat.

1965 Habilitation für Physik

1966 Einführung in die Transzendentale Meditation (Yoga)

Auf Wunsch von Maharishi Mahehesh Yogi:

1968 Meditative Übungen zur Beseitigung von Stress-Folgen, Hippokrates

1970 apl. Prof. für Physik und Berufung zum Univ. Professor, einer der vier Direktoren des Institutes für Angewandte Physik der Universität Kiel

Arbeitsgruppenleiter: Biophysik und Medizinphysik

1995 Versorgungsempfänger